Origens mágicas, vidas encantadas

DEEPAK CHOPRA
DAVID SIMON & VICKI ABRAMS

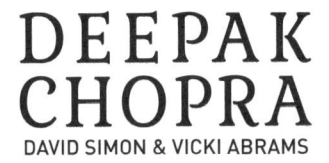

Origens mágicas, vidas encantadas

Um guia holístico para a gravidez e o nascimento

Tradução de
Ana Deiró

Rocco

Título original
MAGICAL BEGINNINGS, ENCHANTED LIVES
A Holistic Guide to Pregnancy and Childbirth

Copyright © 2005 by Deepak Chopra, M. D.
e David Simon, M.D.

Todos os direitos reservados.

Tradução da edição brasileira publicada mediante acordo com Three Rivers Press, um selo da Crown Publishing Group, uma divisão da Random House, Inc.

Direitos para a língua portuguesa reservados com exclusividade para o Brasil à
EDITORA ROCCO LTDA.
Rua Evaristo da Veiga, 65 – 11º andar
Passeio Corporate – Torre 1
20031-040 – Rio de Janeiro, RJ
Tel.: (21) 3525-2000 – Fax: (21) 3525-2001
rocco@rocco.com.br
www.rocco.com.br

Printed in Brazil/Impresso no Brasil

preparação de originais
EBRÉIA DE CASTRO ALVES

IP-Brasil. Catalogação na fonte.
Sindicato Nacional dos Editores de Livros, RJ.

C476o
Chopra, Deepak, 1976-
   Origens mágicas, vidas encantadas: um guia holístico para a gravidez e o nascimento / Deepak Chopra, David Simon, Vicki Abrams; tradução de Ana Deiró. – 1. ed. – Rio de Janeiro: Rocco, 2021.

   Tradução de: Magical beginnings, enchanted lives: a holistic guide to pregnancy and childbirth
   ISBN 978-65-5532-152-4
   ISBN 978-65-5595-088-5 (e-book)

   1. Gravidez. 2. Parto. 3. Nascimento. 4. Pais e filhos. 5. Medicina Ayurvédica. 6. Meditação. 7. Hatha ioga. I. Simon, David. II. Abrams, Vicki. III. Deiró, Ana. IV. Título.

21-72956
CDD-618.2
CDU-618.2

Camila Donis Hartmann – Bibliotecária – CRB-7/6472

O texto deste livro obedece às normas do
Acordo Ortográfico da Língua Portuguesa.

Às crianças da humanidade que têm em suas mãos inocentes o futuro do mundo.

Sumário

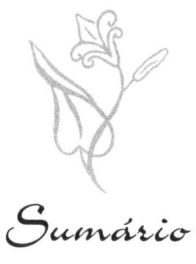

Introdução	UMA GRAVIDEZ CONSCIENTE	9
Capítulo 1	A CRIAÇÃO DE UM BEBÊ	23
Capítulo 2	A ECOLOGIA DO ÚTERO	45
Capítulo 3	NUTRIÇÃO PARA DOIS	69
Capítulo 4	MANTENDO O SEU EQUILÍBRIO	89
Capítulo 5	ENFRENTANDO AS MUDANÇAS	117
Capítulo 6	PARCEIROS NO AMOR	137
Capítulo 7	A JORNADA DO NASCIMENTO	157
Capítulo 8	NUTRINDO A MÃE E O BEBÊ	209
Capítulo 9	OS PRINCÍPIOS DA PATERNIDADE	241
Conclusão	COMO CURAR O MUNDO COM UMA CRIANÇA DE CADA VEZ	261
GLOSSÁRIO DE TERMOS		267

INTRODUÇÃO

Uma gravidez consciente

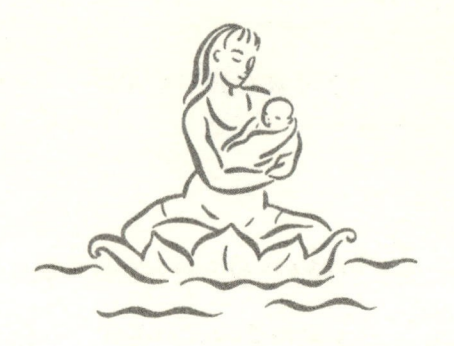

O impulso criativo da vida é a força mais poderosa do universo. Misterioso e inexplicável, ele é mais sólido do que a matéria, mais sutil do que o pensamento e mais duradouro do que o tempo. Desde os primórdios da humanidade, buscamos explicações para como a vida emerge de elementos inanimados. A despeito do fato de que o código genético foi desvendado, a vida continua, hoje, sendo um mistério tanto quanto o era em tempos antiquíssimos.

As perenes tradições de sabedoria dizem-nos que deuses e deusas arquetípicos criaram-nos à sua imagem, de modo que pudéssemos recriá-los e reverenciá-los com a nossa imagem. A ciência tece ponderações sobre os princípios organizadores que seduzem os átomos a se unir e formar moléculas, moléculas a formar complexas substâncias bioquímicas e substâncias bioquímicas a se unir e formar sistemas autorreplicantes. As formas de vida existem para reproduzir moléculas de DNA ou as moléculas de DNA existem para reproduzir formas de vida? Quer vejamos o universo como sendo pessoal ou impessoal, de uma perspectiva espiritual ou científica, é impossível não nos maravilharmos com a força vital animadora que orquestra a criação de todas as coisas vivas.

O universo é recriado em cada vida individual. Nascimento e morte são apenas meros parêntesis na história sem fim da criação. O nascimento de cada ser humano traz em si a promessa de aventura, drama, amor e perda. No processo da criação, o oceano universal de amor temporariamente flui em rios de individualidade em busca de seu retorno à nascente. A concepção e o nascimento de seu bebê são as primeiras páginas de uma nova história — os primeiros passos dele em seu caminho por este mundo de infinitas possibilidades.

Nosso livro *Origens mágicas, vidas encantadas* é uma celebração do nascimento — uma exultação de cada flor de individualidade que brota e floresce na árvore da vida. A magia e o mistério do processo criativo da vida permitem a cada indivíduo e cada nova geração recapitularem a história inteira da vida enquanto buscam formas de expressão sempre novas. No instante em que seu bebê inala o primeiro sopro de ar e o cordão umbilical é cortado, ele se torna um indivíduo. Ele se separa de seu corpo e formalmente começa sua jornada de autodescoberta. A intuição e a pesquisa nos mostram claramente que muito antes que seu bebê faça a travessia de expulsão pelo canal descendente do útero para o mundo, ele já começou a explorar sua natureza de pessoa.

O sentido de autoconsciência de seu bebê se manifesta muito antes, enquanto ele cresce dentro da bolsa de águas de seu ventre. Tão logo sua percepção sensorial se desenvolve, ele percebe e, do interior de seu corpo, responde a sons, sensações, visões, sabores e cheiros sutis. As interpretações que você faz do mundo são filtradas através de seu corpo para seu bebê ainda não nascido. Ele rapidamente aprende a associar as experiências dele com sentimentos e emoções, e tem seus próprios prazeres e desconfortos. Ao longo de nove meses, enquanto seu bebê está ligado a você como seu navio-tênder, ele continuamente está acessando seu banco de dados do mundo. Seu bebê aprende a associar impulsos sensoriais a sentimentos e identifica aqueles que trazem nutrição e calor e aqueles que passam uma sensação tóxica. O aprendizado da vida claramente se inicia antes do nascimento.

Este livro é destinado a mulheres grávidas, a seus parceiros, a mulheres que querem engravidar e a qualquer pessoa que queira participar do maravilhoso processo de trazer a este mundo uma nova vida. Nós também procuramos incluir informações para pessoas cujo trabalho envolva os problemas comuns da infância e da vida moderna. Professores, orientadores, terapeutas

Introdução

e profissionais da área de saúde descobrirão que este livro é de valor inestimável. Este não é apenas um livro sobre a saúde do feto, pois acreditamos que os conhecimentos oferecidos podem melhorar a saúde da sociedade de maneira geral. O sofrimento, a depressão e a criminalidade que nos cercam a cada dia são manifestações de uma perda de equilíbrio entre corpo, mente e espírito. Essa perda com frequência se inicia bem no princípio de uma vida antes do nascimento. A tendência para um estado de saúde equilibrado e para a inteireza e a tendência de perder esse equilíbrio intrínseco, mas delicado, estão presentes sob a forma de semente no momento da concepção.

Este livro esteve num processo de "incubação" em nossos corações e mentes por muitos anos. No Chopra Center, ao cuidar e tratar de pessoas sofrendo de ampla variedade de desequilíbrios e doenças, aprendemos que as experiências são metabolizadas e se transformam em biologia. Podemos curar nossos corpos ao fazer escolhas diferentes. Muitos de nossos pacientes e convidados manifestam o desejo de que, quando crianças, tivessem recebido orientação sobre como viver uma vida equilibrada. Através de extensas pesquisas, tomamos consciência de que os seres humanos em desenvolvimento adquirem informações a respeito da vida e do mundo quando ainda no ventre da mãe, e que as escolhas feitas por seus pais têm efeitos duradouros. Para pôr em prática nossos conhecimentos, desenvolvemos o programa de educação para o nascimento *Magical Beginnings* e treinamos educadores pré-natais ao redor do mundo. Nossa experiência de ensino do programa *Magical Beginnings* para casais à espera de bebês no Chopra Center nos convenceu de que os princípios e práticas apresentados no presente livro podem ampliar e realçar profundamente a experiência da gravidez e do nascimento tanto para os pais quanto para o bebê.

Experiências muito anteriores ao nascimento afetam e moldam a personalidade. Um bebê pode manifestar sinais de estresse muito antes dele ou dela ter nascido. Sentimentos e desejos são moldados por nossas experiências intrauterinas. A ciência já demonstrou que todo fiapo de experiência é metabolizado para tornar-se parte da substância de nossas mentes e corpos, tanto antes quanto depois de termos vindo a este mundo. Experiências ricas e acalentadoras, capazes de nos nutrir desde a concepção e ao longo da vida, são transformadas em corpos saudáveis e mentes saudáveis, enquanto experiências tóxicas criam corpos e mentes que não são saudáveis.

A saúde não é a mera ausência de doença; é um estado de bem-estar físico, psicológico, emocional e espiritual. Podemos inclusive ir mais longe e definir a saúde como um estado mais elevado de consciência, em que reconhecemos que o mesmo campo de inteligência subjacente à nossa vida é subjacente a todos os seres vivos. Em um verdadeiro estado de saúde, tornamo-nos incapazes de fazer mal aos outros e a nós mesmos. Para alcançar este estado é importante que nos sintamos amados, nutridos, acalentados, seguros, satisfeitos e felizes desde o princípio. A partir do momento de sua concepção, o bebê ainda por nascer vivencia os pensamentos e ações de sua mãe. Isso acontece porque mente e corpo são inseparavelmente unos. Aonde quer que vá o pensamento, segue uma molécula. Os impulsos de nossas mentes são instantaneamente traduzidos numa paleta de substâncias químicas neurotransmissoras. Essas substâncias se comunicam com células e tecidos em todo o nosso corpo. Portanto, os pensamentos, emoções e sentimentos da mãe se traduzem em moléculas que entram no corpo de seu feto.

Você e seu bebê estão continuamente trocando moléculas entre si e participando das experiências um do outro. Esse intercâmbio dinâmico de informações e essas substâncias químicas mensageiras são os códigos de comunicação entre seu coração e mente e o coração e mente de seu bebê em gestação. O princípio de uma vida emocional rica tem início tão logo se dá a concepção. As escolhas que você faz como mãe são fundamentais para proporcionar o melhor começo e sua percepção consciente ampliada é fundamental para fazer as melhores escolhas. Neste livro, esperamos tornar todos os pais conscientes de que o conhecimento e a compreensão de suas escolhas, interpretações e experiências antes, durante e depois da gravidez desempenham papel essencial no desenvolvimento de crianças saudáveis e felizes. Ao fazer escolhas favoráveis de alimentação e sustento emocional, você pode garantir que seu bebê esteja recebendo os elementos básicos para criar corpo, mente e espírito saudáveis.

Neste livro regularmente fazemos referência aos profundos insights das ciências antiquíssimas da sabedoria aiurvédica. Este sistema de medicina natural, de cinco mil anos, com suas origens na Índia, recorda-nos que os seres humanos são, em essência, seres espirituais. Ao reconhecer isso, podemos começar a compreender a sagrada responsabilidade de conceber, gestar e cuidar de nossos filhos e filhas. Também trazemos ao conhecimento informações notáveis da ciência moderna que, claramente, dizem-nos que a experiência e o aprendizado se iniciam muito antes de respirarmos pela primeira vez. A integração dessas duas perspectivas diferentes nos dá as ferramentas para assegurar que nossos filhos sejam alimentados por nossos pensamentos, palavras e ações. Somos seres espirituais que aprendemos a manufaturar formas físicas. Embora pelo tempo de duração de uma vida nos disfarcemos como pessoas individuais, nossa natureza essencial permanece sendo a de consciência ilimitada de pura potencialidade de Espírito. Quando você convida uma alma para entrar em sua vida ao conceber um bebê, você está assumindo uma responsabilidade sagrada de amar e nutrir um impulso divino se manifestando sob a forma de humanidade. Todos nós somos expressões desse mesmo campo unificado de existência, de modo que criar uma criança é, em última instância, criar uma outra manifestação de nós mesmos. O amor, carinho e cuidados que damos a nossos filhos são uma extensão da nutrição e sustento que damos a nós mesmos. Se objetivamos criar um mundo não violento, devemos começar com amor e nutrição no ventre.

Nosso mundo é complexo e dinâmico. A qualquer momento, podemos apontar para situações e circunstâncias que dão motivos para grandes esperanças ou grande desespero. Existem regiões neste planeta em que a criatividade, a abundância e a espiritualidade estão florescendo, e outros lugares em que a pobreza, a violência e o sofrimento são disseminados. Qualquer que seja a situação, podemos estar certos de que toda a esperança para o futuro reside em como cuidamos e de que modo nutrimos nossos filhos. Nós herdamos tudo que sabemos daqueles que nos precederam e temos uma escolha com relação ao que vamos transmitir à próxima geração. Se, inconscientemente, perpetuarmos em nossos filhos os conflitos e mal-entendidos que herdamos, teremos perdido uma oportunidade de mudar o mundo. Se, por outro lado, expandirmos nossa percepção consciente para abraçar a compaixão, a unidade e o amor, poderemos verdadeiramente dar uma nova forma ao mundo. Esta última vai assegurar que nossos filhos conheçam a si mesmos como os seres gloriosos e espirituais que são.

Na qualidade de pais amorosos, todos nós temos um desejo essencial para nossos filhos: que eles sejam felizes. Por reconhecermos isso, nós oferecemos este guia, para ajudá-los a serem pais conscientes. Convidamos vocês a dividir conosco a esperança de que todas as crianças sejam abençoadas com *vidas encantadas* – e lhes trazemos este livro na esperança de criar um mundo mais saudável e mais amoroso.

Como personalizar este livro

Toda jornada tem o potencial de levar você para além dos limites de sua mente a um lugar profundo dentro de seu coração. Enquanto você viajar através deste livro, encontrará muitos exercícios destinados a dar auxílio e apoio a seu crescimento pessoal. Os capítulos incluem manter um diário, desenhar, e exercícios de visualização concebidos para serem oportunidades divertidas de autoconhecimento e descoberta. Em nossa opinião, a gravidez pode ser um período de profundo despertar espiritual, à medida que você ouve fortemente a sabedoria intuitiva disponível tanto em sua mente quanto em seu corpo.

Introdução

Crie um diário de sua gravidez

> Quando a mente está clara e lúcida
> Nossa visão vai longe
> Alcança até o coração.
>
> — STEVEN LEVINE

Sugerimos que você dedique algum tempo, a cada dia de sua gravidez, para escrever alguns parágrafos sobre como se sente. Mesmo em dias em que ache que não tem nada a dizer, tire alguns momentos para escrever seus pensamentos. Algumas mulheres criam uma hora específica todos os dias para escrever, enquanto outras levam sempre consigo um diário, escrevendo quando se sentem inspiradas. Permita que seu diário seja uma expressão sincera de suas experiências. Você pode se sentir inspirada a fazer desenhos ou apenas fazer rabiscos em seu diário. Mantenha-se aberta a qualquer coisa que lhe ocorrer.

Manter o diário vai ajudá-la a ganhar insights sobre seus pensamentos e sentimentos. Ao ouvir seu diálogo interior, você vai entrar em contato com seu bebê e com lugares mais profundos em seu íntimo. Escrever um diário pode ajudá-la a se tornar mais presente na vida. Com demasiada frequência, as pessoas olham para fora de si mesmas para descobrir quem são, procurando professores, palestras e seminários para encontrar respostas para as perguntas sobre como deveriam se sentir. Se você tiver um diário, pode se manter em contato e aproveitar o fluxo de sabedoria interior, insights e respostas que estão acessíveis no fundo de seu ser. À medida que dedica a si mesma esse tipo de atenção e cuidado, você se tornará mais consciente do desenvolvimento de seu bebê em gestação e testemunhará seu próprio florescimento como mãe.

A seguir apresentam um exemplo de um registro de diário de uma mulher no quinto mês de gravidez de seu primeiro filho.

Meu Anjo Querido:

    Você esteve dando chutes e brincando, dentro de minha barriga, o dia inteiro hoje. Cada chute traz minha consciência direto para você. Ao longo do dia fecho os olhos e lhe dedico toda a minha atenção. Já me sinto profundamente ligada a você – é difícil descrever com exatidão de que forma. Parece que estou pensando, imaginando, sentindo, conectando-me e vivenciando uma telepatia com você, tudo ao mesmo tempo. É realmente um sentimento maravilhoso.

    Minha barriga está ficando maior a cada dia. Adoro quando olho para meu corpo nu no espelho. Seu pai me observa completamente encantado, o que faz com que eu me sinta sensual e feminina.

    Seu pai vai ser um pai maravilhoso. Você vai adorá-lo. Ontem, ele desenhou um retrato de você, de si mesmo e de mim. Todos nós tínhamos largos sorrisos e você está no meio. Ao redor de nós, ele escreveu palavras descrevendo todos os diferentes sentimentos que experimentamos ao longo dos últimos meses. Isso descreve a expectativa de sua chegada e nossas preocupações com relação a uma mudança tão grande. É um desenho fantástico. Vou mandar emoldurar para pendurar em seu quarto.

Eu amo você,
Mamãe

    Feche os olhos e preste atenção a como é sentir um bebê crescendo em seu corpo. Tome consciência de suas alegrias, preocupações e medos. Escreva-os sem esconder nada. Não se preocupe com a ortografia ou erros de gramática. Divirta-se! Acenda um incenso ou ponha uma essência perfumada em um aromatizador de ambiente. Ponha para tocar um disco com músicas de que você goste. Você poderá descobrir sentimentos que não havia reconhecido antes. Alguns

> *Ouvir é uma forma de aceitar*
> – STELLA TERRILL MANN

desses sentimentos poderão até surpreendê-la. Seja franca e escreva sobre qualquer coisa que lhe ocorra.

Insight através de desenhos

Criar imagens e desenhos para manifestar seus sentimentos e experiências também pode ser uma forma poderosa de acessar seu eu interior. Desenhos podem superar a linguagem verbal para revelar de maneira mais direta os pensamentos e emoções mais íntimas sobre sua gravidez, o nascimento e o bebê ainda por nascer. Embora não seja incomum que pessoas resistam a se dedicar a desenhar, nós recomendamos apenas que você experimente o processo. Quando criança, você pode ter bloqueado o desenho como meio de expressão criativa porque não era tão talentosa quanto gostaria de ser, mas desenhar é um caminho surpreendente para o crescimento pessoal. Dê a si mesma permissão para não ser perfeita. Permita que sua criatividade se manifeste por meio de suas mãos. Permita-se ser impetuosa e livre. Encontre aquele espaço de criança dentro de si mesma que adora colorir e desenhar. Pegue seus creions, giz, tintas e argila. Esqueça seu crítico interior e permita-se brincar. Compre um diário ou um bloco de anotações para escrever e desenhar. Procure um que lhe permita ser livre e espontânea. Mantenha algumas canetas, lápis de cor e canetas hidrográficas à mão. À medida que os insights emergirem e suas forças criativas fluírem, anote os pensamentos e imagens que lhe vierem à mente.

Imaginação criativa

Quando as pessoas estão de olhos abertos
Veem paisagens no mundo externo.
Quando os olhos estão fechados,
Veem paisagens com o olhar da mente.

> *As pessoas passam horas a contemplar as paisagens exteriores,*
> *Mas existe a mesma riqueza para ser vista*
> *Nas paisagens interiores.*
>
> — MICHAEL E NANCY SAMUELS

A imaginação criativa é o processo de invocar experiências sensoriais na tela de sua consciência. Exercícios de imaginação criativa que serão oferecidos ao longo deste livro irão permitir que você se conecte profundamente com seu próprio corpo e com seu bebê ainda por nascer. Eles também podem ajudar a reduzir o estresse durante a sua gravidez.

Cada um de nós tem experiências interiores que não são visíveis do lado de fora; imagens, pensamentos e lembranças flutuam através de nossa consciência ao longo do dia inteiro. Embora em geral façamos referência a esse processo como visualização, qualquer dos cinco sentidos pode estar envolvido. Você pode conjurar sons, sensações, sabores e odores além de imagens visuais. Quando lhe pedirem para se lembrar de sua casa durante a infância, por exemplo, você pode se lembrar da forma de seu piano, da textura macia de seu travesseiro favorito, ou dos sabores e fragrâncias deliciosos da cozinha de sua mãe. Cenas inteiras podem adquirir vida à medida que você se recorda de uma circunstância ou acontecimento especial. Seu corpo e mente reagem a experiências interiores quase que da mesma forma em que reagem às externas. Uma abundância de pesquisas psicológicas demonstra que seu sistema nervoso autônomo, responsável pela regulação de suas funções psicológicas involuntárias, tais como a frequência de batimentos cardíacos, pressão sanguínea, taxas hormonais e sistema imunológico, reage a acontecimentos imaginários ou recordados exatamente como se eles estivessem ocorrendo no mundo real de formas e fenômenos. Se você imaginar vividamente estar relaxando na praia, seu corpo vai liberar as mesmas substâncias químicas mensageiras que são produzidas quando você está apreciando um dia à beira-mar. Se você se recordar intensamente de um acontecimento perturbador, sua frequência de batimentos cardíacos, pressão sanguínea, respiração, e processos metabólicos respondem como se você estivesse encontrando aquela circunstância estressante em tempo real. Ao usar a imaginação criativa, você pode escolher o acontecimento mais feliz, acessando seu poder criativo inerente para invocar a cura, o manter-se em seu centro e o relaxamento.

Nós acreditamos na força e no poder da imaginação. Ao longo deste livro, convidaremos você a exercitar essa capacidade e, como qualquer outra habilidade, ela vai se aprimorar à medida que a praticar. Poderemos convidar você a visualizar seu bebê crescendo dentro de seu corpo ou pedir-lhe que gere uma imagem de como gostaria de se ver no trabalho de parto. Através da imaginação criativa, você vai ampliar sua ligação e contato com seu bebê ainda por nascer, muito antes que ele esteja em seus braços. À medida que você usar sua imaginação, vai descobrir que tem a capacidade de criar praticamente qualquer coisa que queira.

A gravidez é um caminho que a levará muito além de sua mente e corpo. Ela vai avivar sua compaixão e revelar as verdades mais íntimas de sua alma. Este livro trata de descobrir seu coração e encontrar seu caminho. Cada passo ao longo do percurso é incomparável para você. Aproveite a viagem.

Começaremos no princípio da vida – quando duas células se fundem e a centelha que é gerada acende o fogo de um novo ser.

CAPÍTULO 1

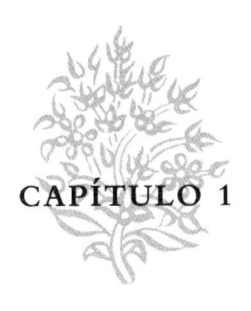

A criação de um bebê

O corpo da mulher que vai conceber
Está sendo escolhido como um canal
Para a expressão da divindade na materialidade.
Embora a ovulação seja uma lei da natureza,
A concepção é uma lei de Deus.

— EDGAR CAYCE

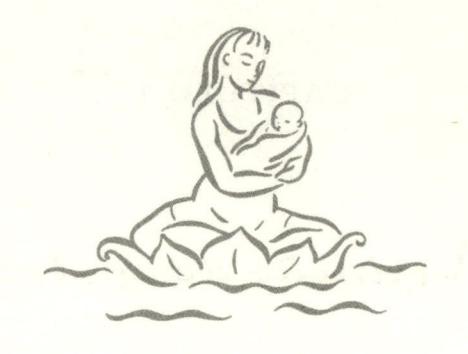

Quando começa a vida? Algumas tradições espirituais veem a origem da vida como o momento em que uma alma tem a intenção de assumir forma humana. Outras veem o começo como uma centelha no olhar de um dos pais em potencial que quer ter um filho. Embora os biólogos e o clero religioso discutam sobre se a vida começa ou não no momento da concepção, a convenção estabelece que o dia em que um bebê emerge do ventre da mãe marca o princípio da vida. Independentemente da maneira como você define a origem da vida, a jornada sagrada de um óvulo e esperma se fundindo para criar um indivíduo singular é tão maravilhosa quanto a criação do próprio universo. Espírito e moléculas se combinam para manifestar uma nova vida.

O projeto básico de um corpo humano está codificado em cada célula de um ser humano, que contém quarenta e seis cromossomos e mais de trinta mil genes. Esses genes, compostos de DNA, fornecem as estruturas básicas para as proteínas que fundamentalmente formam as substâncias químicas, os tecidos e órgãos de uma pessoa. Eles são responsáveis pela textura do cabelo de seu bebê, pela cor da pele dele e, até certo ponto, pelas características singulares da personalidade dele. Com o desvendar do genoma humano, estamos mais próximos que nunca de compreender como o DNA influencia tanto as características físicas quanto as psicológicas, bem como nossa predisposição para doenças. Mesmo assim, ainda estamos muito longe de desvendar o mistério de como algumas palavras genéticas podem codificar a infinita diversidade biológica que existe neste planeta.

Em todo ser humano, metade dos quarenta e seis cromossomos é dada pela mãe através de seu óvulo, e metade pelo pai, através de seu esperma. A fusão e mistura do potencial genético da mãe com o do pai dá origem à espantosa variedade da vida. De acordo com a medicina aiurvédica, essas células primordiais, conhecidas como *shukra*, são a essência da inteligência biológica e os produtos mais importantes de um ser humano vivo.

Quando uma jovem mulher começa a menstruar, seus ovários contêm dezenas de milhares de óvulos em potencial. A cada mês, a partir do momento em que se inicia a menstruação até a menopausa, alguns de seus óvulos começam o processo de desenvolvimento, mas geralmente apenas um amadurece plenamente e é liberado. Ao longo dos anos reprodutivos de uma mulher, apenas cerca de quatrocentos óvulos atingem a maturidade e têm a oportunidade de se desenvolver para se tornar um bebê humano.

O óvulo ou ovo é a maior célula no corpo de uma mulher e é cerca de 100 mil vezes mais pesado que o esperma. Ele traz em si nutrientes em quantidade suficiente para se sustentar do momento em que é liberado até ser implantado na parede do útero. Esse processo geralmente leva cerca de cinco dias se, ao longo do caminho, o óvulo for fertilizado.

As células dos espermatozoides, que contêm o material genético do pai, são geradas nos testículos do homem a partir do início da puberdade e continuam a ser produzidas ao longo de toda a sua vida. Milhões de novas células de espermatozoides são criados a cada dia, a vasta maioria das quais nunca é liberada. Durante a ejaculação, em torno de trezentos milhões de minúsculos espermatozoides são liberados, num volume de cerca de uma colher de chá de líquido seminal. Apenas cerca de três milhões de espermatozoides passam através da vagina e entram no útero, a maioria dos quais fica perdida ou se exaure, de modo que menos de trezentos entram na trompa de Falópio onde um óvulo maduro está esperando.

Para o espermatozoide, os cerca de trinta centímetros do colo uterino ao óvulo são mais longos que uma maratona e levam cerca de dez horas para serem percorridos. Na maioria dos casos, a fertilização ocorre pouco depois que um óvulo entra na trompa de Falópio a caminho do útero. As células de espermatozoides que escolhem a trompa correta alcançam o óvulo, envolvem-no em um círculo e se prendem à sua camada externa. Os competidores finais liberam as poderosas enzimas digestivas contidas em suas "cabeças", em forma de cone, que cortam aberturas microscópicas através da cobertura externa do óvulo. Um único espermatozoide tem a permissão de penetrar no óvulo, que então instantaneamente fecha seus portões para todos os outros competidores. O espermatozoide vitorioso perde sua "cauda" e "cabeça" enquanto seus genes se alinham com os do óvulo. Os outros espermatozoides competidores continuam agitando suas caudas. Isso tem o efeito de fazer a rotação do óvulo agora fertilizado, libertando-o para se mover em direção ao útero. O óvulo e o esperma, uma vez constituindo cada um sua energia e inteligência, combinam-se para embarcar na jornada da vida como uma nova entidade – a semente de um ser humano incomparável.

Durante os quatro a seis dias seguintes, o óvulo fertilizado flutua descendo pela trompa de Falópio. Ao longo do caminho, ele se divide várias vezes, assumindo o aspecto de uma amora. Algumas das células externas se preparam para formar a placenta, enquanto as células interiores começam o processo da diferenciação que finalmente vai resultar em seu bebê. Quando, por fim, o pequeno invólucro chega ao útero, a célula original do óvulo fertilizado, agora conhecida pelo nome de *blastocisto*, já se expandiu para uma coleção em torno de cem células.

Enquanto essa multiplicação está ocorrendo, a parede interna de seu útero está se preparando para a implantação. Os hormônios produzidos por seu ovário estimulam as glândulas e vasos sanguíneos das paredes internas do útero a se tornarem macias e suculentas. Quando o blastocisto chega, suas camadas externas conseguem se aninhar nas ricas e espessas camadas internas da parede do útero. Isso inicia o processo de o bebê embriônico fazer uso da mãe para nutrir seu corpo, mente e alma. Como muitos pais descobrem, não é incomum que este processo continue ao longo de décadas ainda por vir.

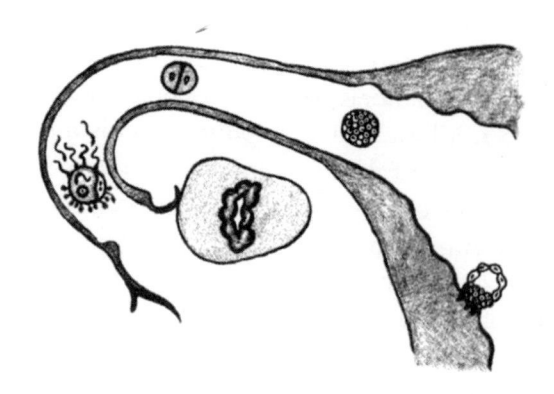

De acordo com a Aiurveda, uma brasa de consciência está presente em toda célula viva. À medida que seu novo bebê começa a adquirir forma física, faíscas de consciência nas células individuais se unem umas às outras, inflamando a autoconsciência no interior da criança ainda por nascer. Essa chama de percepção de si mesmo, conhecida na Aiurveda como *Agni*, torna-se mais intensa à medida que aumenta o nível de sofisticação biológica. O fogo é atiçado pela força vital conhecida como *Prana*, enquanto a essência da integridade biológica, denominada *Ojas*, organiza as células em desenvolvimento para formarem um organismo unificado coesivo. Em um nível espiritual, estas três forças primordiais – Agni, Prana e Ojas (fogo, respiração e terra) – são as fundações essenciais de construção da vida. Essas energias elementares são o combustível que alimenta o brilhantismo, a vitalidade e o amor de cada um de nós. A paixão pela vida inerente na alma de seu bebê começa a ser manifestada no momento da concepção, ou talvez até mesmo antes.

Por que surge a vida? De acordo com a Aiurveda, a inteligência universal dá origem à vida simplesmente para que ela possa evoluir sob formas complexas de manifestação, capazes de ponderar e apreciar os mistérios do universo. A partir desta perspectiva, a vida é uma encenação cósmica, em que a meta é descobrir quem está oculto. No princípio da vida, o disfarce é bastante transparente para a mãe consciente que reconhece a profunda ligação espiritual que une a alma de seu bebê à sua própria alma. Seu papel mais importante a partir do momento da concepção é nutrir seu filho de maneira que ele possa redescobrir sua natureza espiritual essencial.

Em algumas tradições, acredita-se que essa ligação precede a concepção. Em certas tribos africanas, as pessoas acreditam que o nascimento espiritual de uma criança começa quando sua mãe em potencial o imagina pela primeira vez. Ela vai para um lugar silencioso e procura ouvir a canção especial do bebê. Quando a escuta, ela volta para casa e a ensina a seu companheiro. Enquanto fazem amor, eles entoam a canção como um convite para que aquela alma entre na vida deles. Depois de grávida, a mãe regularmente canta a canção para seu bebê ainda por nascer e a ensina às parteiras, como preparação para seu parto. Elas cantam a canção enquanto a mulher está em trabalho de parto, dá à luz e o bebê vem ao mundo. Em criança, aprende-se sua canção tema, que lhe dá apoio ao longo de todos os estágios de sua vida. Ela usa sua canção para celebrar seus momentos de glória e para confortá-la nas horas de dificuldades e perdas.

Como o bebê cresce

Quando por fim o blastocisto encontra seu ninho na parede luxuriante do útero, algumas de suas células estão produzindo uma importante substância química que se chama *gonadotropina coriônica humana* ou hCG. Essa substância estimula o ovário a produzir progesterona e estrogênio, que nutrem o útero até que a placenta seja capaz de produzir uma quantidade suficiente dessas substâncias químicas por si só. Os níveis de hCG são detectáveis no sangue da mulher grávida muito cedo, por vezes já a partir de oito dias depois da concepção, e quase toda mulher grávida apresenta níveis mensuráveis no décimo primeiro dia. O teste para detectar a presença dessa substância é a base tanto do exame de urina quanto do de sangue para gravidez. Um nível abaixo de 5 no sangue é considerado negativo, enquanto um nível acima de 23 é positivo. Os níveis de hCG podem subir a um pico de 250 mil entre a oitava e a décima semanas e então, gradualmente, vão caindo à medida que a mulher entra no segundo trimestre da gravidez.

Podemos apenas nos maravilhar diante da inteligência que é subjacente ao desenvolvimento de um ser humano complexo a partir de um aglomerado de células aparentemente idênticas. Onde estão escritas as leis que governam essa dança da vida? Elas estão escritas nas experiências de milhões de anos de tempo evolucionário. Podemos descrever o que acontece, podemos criar as condições através das quais elas ocorrem por meio de fertilização *in vitro* ou de clonagem, mas não podemos compreender plenamente como cada célula sabe quais os genes que deve ativar e quais devem permanecer quiescentes. Não sabemos explicar como imagens perfeitas, como reflexos de espelho, de olhos, ouvidos, braços e pernas são formados em perfeita sincronia. Não podemos explicar como diferentes partes do sistema nervoso "sabem" como entrar em contato umas com as outras através de vastas distâncias celulares para transmitir informações críticas. A orquestração da vida é uma ocorrência vinda de um domínio mais profundo da existência, que é misterioso e incompreensível. Todo ser humano verdadeiramente tem uma origem e um começo mágicos.

Percepção primordial

Atividade celular contínua marca o primeiro mês de gravidez, preparando o palco para o desenvolvimento dos tecidos, órgãos e sistemas fisiológicos de seu bebê. Já desde a quinta semana depois da concepção, os componentes básicos de seu sistema nervoso estão formados, inclusive um cérebro primitivo, um cordão espinhal (medula) e o equipamento sensorial para a audição, o tato, a visão, o paladar e o olfato. A anatomia precisa perceber e interpretar as formas do mundo rapidamente uma vez que uma nova vida começa a existir.

A AUDIÇÃO NO ÚTERO

O sistema acústico que permite ao seu bebê ouvir se desenvolve através de três componentes diferentes: o ouvido externo, o ouvido médio e o ouvido interno. O ouvido externo começa como pequeninos botões que gradualmente se fundem para criar o disco coletor de sons de seu bebê. O ouvido médio é formado pelo encadeamento de três minúsculos ossos que transmitem as vibrações recebidas pelo ouvido externo ao ouvido interno de seu bebê. O ouvido interno é um aparelho extraordinário que traduz o tom e a intensidade das ondas sonoras em impulsos elétricos específicos, e que então comunica essas informações à região da audição do cérebro. O equipamento para que seu bebê ouça as conversas do mundo está bem desenvolvido quando você entra no segundo trimestre de gravidez.

Um dos primeiros relatos de audição intrauterina é descrito no Novo Testamento (Lucas 1:44) quando a mãe de João, Isabel, diz à Maria, que está grávida de Jesus: "Pois eis que, ao chegar aos meus ouvidos a voz da tua saudação, a criancinha saltou de alegria no meu ventre!" Numerosos estudos modernos confirmaram que, a partir da décima oitava à vigésima semana de vida fetal, seu filho ainda por nascer ouve e responde aos sons no meio ambiente que o cerca. Embora você pudesse pensar que o útero fosse um lugar silencioso e tranquilo, na verdade, é muito rico em sons e sensações. Minúsculos microfones posicionados no interior de um útero de mulher grávida revelaram que uma multidão de sons audíveis entra no refúgio de seu bebê por nascer.

Os batimentos cardíacos e o trato digestivo da mãe oferecem um som ambiente constante, bem como a pulsação rápida do sangue fluindo por suas principais artérias.

O ritmo e o diapasão de vozes humanas são claramente perceptíveis no útero. Um adulto ouvindo conversas por meio de um microfone em miniatura colocado em um útero pode compreender mais da metade das palavras ditas por um homem e mais de um terço das palavras ditas por uma mulher que estiverem diante da mulher grávida. Para seu bebê ainda não nascido, é a sua voz a mais facilmente reconhecida. Ao contrário de sons externos, a voz da mãe é, na verdade, ligeiramente amplificada. Se você estiver cantando, o som em seu útero pode alcançar mais de 80 decibéis, o que é tão alto quanto um telefone tocando ou um aspirador de pó ligado. Seu feto ouve sua voz ao mesmo tempo como um som transmitido pelo ar e como vibrações que se movem diretamente por seus órgãos, tecidos e ossos. Uma criança por nascer adquire familiaridade e conhece a voz da mãe muito antes de emergir do útero.

Um bebê aprende a associar os sons no útero com sensações de conforto e desconforto. O estado emocional de sua mãe é transmitido ao feto através das moléculas que ela expele. Se a mãe está engajada numa conversa amorosa e carinhosa ou ouvindo música agradável, seu cérebro deflagra a liberação de substâncias químicas que refletem seu estado calmo e confortável. Esses mensageiros químicos viajam pelos sistemas circulatórios materno e fetal, agora ligados pelo cordão umbilical, influenciando os sentimentos do bebê por nascer junto com os da mãe. Se, por outro lado, a mãe está envolvida numa discussão acalorada, seu corpo pulsa com substâncias químicas de estresse, que podem desencadear o desconforto no feto. É fácil imaginar a aflição de um bebê por nascer que é regularmente exposto a sons nocivos. O coração de sua mãe bate disparado, enquanto suas glândulas suprarrenais segregam jatos finos de hormônios estressantes. O bebê por nascer ativa sua própria resposta de fuga ou luta, mas infelizmente não pode nem fugir nem lutar contra a fonte de sua provocação. As sementes da ansiedade, apreensão e hostilidade são plantadas no útero. O bebê por nascer aprende a associar sons com sensações interiores.

Faça tudo o que puder para evitar sons aflitivos recorrentes, uma vez que a poluição sonora tem efeito negativo tanto sobre a mãe quanto sobre o bebê. Cientistas relatam que mães morando nas vizinhanças de rotas de voo de um aeroporto urbano movimentado produzem níveis mais baixos de hormônios promotores de crescimento e têm mais probabilidade de ter bebês menores do que aquelas morando a uma distância igual do aeroporto, mas não diretamente sob as rotas de voo. Conclusões semelhantes foram relatadas em mulheres que têm de trabalhar em fábricas onde existe um nível alto de ruído constante. Na medida em que você puder escolher conscientemente, empenhe todos os seus esforços para limitar sua exposição e a de seu bebê a vibrações aflitivas e incômodas.

Por outro lado, não é realista esperar que você seja capaz de evitar completamente ruídos aflitivos ao longo de toda a sua gravidez. Não estamos sugerindo que você deva se preocupar com a possibilidade de causar danos a seu bebê a cada vez que se aborrecer ou tiver um desentendimento, ou ouvir música tipo *rock and roll* em alto volume. De maneira inevitável, a vida traz momentos de sons altos que não podem, nem necessariamente devem ser evitados. Nós simplesmente queremos encorajá-la a ter consciência de que o ser dentro de você está ouvindo a sua vida. Sempre que possível, exponha-se a sons agradáveis e que lhe façam bem, ao invés de sons prejudiciais, sabendo que qualquer experiência que você estiver vivenciando está sendo simultaneamente vivenciada por seu filho ainda por nascer.

TATO E SENSAÇÃO CORPORAL NO ÚTERO

Nós saímos em busca de nosso caminho neste mundo através de dois sistemas diferentes interrelacionados. Temos o sistema *somestésico,* que nos transmite informações sobre sensação corporal, tato, pressão, temperatura e dor, e temos o sistema *vestibular*, que nos informa como estamos posicionados no espaço. A arquitetura básica para ter a percepção do mundo através do sentido do tato está bem formada quando seu bebê por nascer tem cerca de quinze semanas de idade. Uma ampla variedade de receptores sensoriais se desenvolve na pele e nas articulações de seu bebê, que dizem ao cérebro dele a textura, intensidade, posição e temperatura de qualquer coisa que ele estiver tocando ou que o estiver tocando.

O sistema vestibular ou o equilíbrio nos ajuda a manter a posição correta com relação ao mundo que nos cerca. Viver em um planeta com gravidade exige que saibamos em que direção está a posição alta em todos os momentos. Embora um bebê humano talvez não sente por si só até seis meses de idade, e possa ter mais de um ano até estar de pé e andando sem ajuda, o sistema do equilíbrio exigido para essas funções cruciais já está em desenvolvimento na décima quarta semana de vida fetal.

Bebês no útero respondem ao sentido do toque. Durante o quinto mês, um feto pode ser visto tocando o próprio rosto e chupando o polegar e os demais dedos. Pressão através de massagem externa resulta em mudanças na atividade e na frequência cardíaca fetais, e quando chega ao sexto mês no útero, o bebê por nascer responde ao toque como uma criancinha de um ano de idade. Bebês por nascer também são capazes de perceber mudanças de temperatura e de sentir dor. Injetar água fria no líquido amniótico conduz a movimentos de recuo. Se durante um procedimento de amniocentese o bebê leva uma picada da agulha, ele reage de maneiras que sugerem que pode perceber desconforto e não aprecia a intrusão dolorosa.

Existem indicações de que durante o quinto mês de vida fetal seu bebê começa a se orientar no espaço. Estudos demonstraram que os bebês ainda por nascer se ajustam para ficar em posições mais confortáveis no útero através de chutes. O bebê muda sua posição quando a mãe muda a dela, e com movimentos maternais abruptos, súbitas respostas motoras fetais e alterações na frequência cardíaca fetal podem ser detectadas. Esses ajustes posturais à atividade normal materna ajudam o sistema de navegação fetal a se desenvolver, em preparação para a vida fora do útero. Seus próprios movimentos conscientes através da dança ou da ioga promovem conexões neuronais saudáveis entre os membros, tronco e cérebro de seu bebê em crescimento.

Embora não possamos dizer ao certo que seu bebê ainda por nascer tem prazer quando sua barriga é massageada ou quando suas costas são alongadas durante as posturas da ioga, sabemos com certeza que, quando você está se sentindo confortável, seu feto fica banhado pelas substâncias químicas confortadoras que seu corpo produz. O movimento consciente é benéfico tanto para você quanto para seu bebê.

A VISÃO NO ÚTERO

O útero é um lugar bastante escuro, mesmo assim alguma luz consegue se infiltrar e penetrar. A primeira indicação de um sistema visual aparece depois de um mês de gestação e, ao final do primeiro trimestre, os olhos de seu bebê futuro têm todos os componentes essenciais. O sistema visual continua a se desenvolver e evoluir em termos de complexidade ao longo da gravidez e depois dela, uma vez que a capacidade de um recém-nascido de processar informações visuais só está completa vários meses depois do nascimento.

As pálpebras de um feto começam a se abrir após cerca de vinte semanas de gestação, e existem indicações bastante concretas de que entre 2 e 10 por cento da luz exterior visível consegue alcançar os olhos rudimentares de um feto. Quando luzes muito intensas são voltadas para a barriga de uma mulher grávida, o bebê por nascer apresenta um aumento de atividade motora e aceleração de frequência do batimento cardíaco. Um papel indireto, porém mais importante da estimulação visual em seu bebê por nascer, é desempenhado pelo que você está olhando. As imagens violentas apresentadas pela mídia estimulam as reações de tensão de seu corpo, que são transmitidas ao seu bebê. Imagens bonitas e agradáveis criam mudanças fisiológicas rejuvenescedoras e criadoras de equilíbrio. Mais uma vez, não estamos sugerindo que você ande pelo mundo usando anteolhos, mas sinceramente recomendamos que obtenha uma dose de imagens prazerosas que promovam bem-estar constantemente.

O PALADAR NO ÚTERO

As papilas gustativas de seu bebê estão presentes logo nas primeiras doze semanas de vida fetal e estão bem desenvolvidas no princípio do segundo trimestre. Elas são inicialmente encontradas em toda a boca do feto, mas acabam por se concentrar na língua e no palato do bebê. As papilas gustativas já estão ligadas a fibras nervosas na décima segunda semana e estão funcionando na décima quinta semana.

Estudos indicam que um bebê ainda por nascer aumenta ou diminui sua deglutição baseado nos sabores presentes no líquido amniótico, e parece que mesmo bebês por nascer gostam de doces. Estudos intrauterinos demonstram que se soluções adocicadas são introduzidas no líquido amniótico, os bebês deglutem mais, enquanto que, quando substâncias amargas são injetadas, os bebês deglutem menos. Seu filho por nascer também tem a capacidade de distinguir sabores azedos e salgados. Desde muito cedo conseguimos distinguir as substâncias de sabor agradável das ruins.

Como veremos em mais detalhe neste livro, a melhor maneira de assegurar que você esteja recebendo a melhor nutrição possível é certificar-se de que sua dieta diária inclua os seis sabores primários. Seu futuro filho não é apenas nutrido pelo que você come, mas pode, na verdade, ser capaz de sentir o gosto do que você saboreia.

O OLFATO NO ÚTERO

Como adultos, percebemos a fragrância do mundo por meio de minúsculos receptores especializados em nossas cavidades nasais, que provam e testam o ar em busca de moléculas ricas em odor. O aparato celular para perceber os aromas aparece bem cedo, na quarta semana de vida fetal, e está bem desenvolvido por volta da metade da gravidez. A pergunta óbvia é: "Existe alguma coisa para o bebê cheirar?" e a resposta é sim. O líquido amniótico naturalmente contém ampla diversidade de substâncias fragrantes que variam dia a dia, dependendo do que você ingere. Bebês prematuros reagem a uma variedade de cheiros, e os fetos de mamíferos de muitas espécies respondem a substâncias químicas aromáticas introduzidas no líquido amniótico. Certos temperos como o curry e o alho penetram no líquido amniótico, e ao nascer alguns bebês terão o cheiro de um tempero da comida que a mãe ingeriu na noite anterior.

Os bebês se lembram de cheiros e sabores aos quais são expostos no útero. Estudos demonstraram que mamíferos recém-nascidos, de roedores a seres humanos, demonstram preferência por substâncias com fragrâncias que experimentaram antes do nascimento. Ratinhos ainda bebês preferem bebidas contendo suco de maçã se tiverem sido expostos ao sabor de maçãs quando estavam no útero. Bebês humanos recém-nascidos preferem o cheiro de seu próprio líquido amniótico por vários dias depois do nascimento. Depois do nascimento, se for dada a um bebê recém-nascido a escolha de mamar no seio não lavado da mãe, que segrega um odor semelhante ao do líquido amniótico, ou num seio que tiver sido lavado, mais de 75 por cento das vezes o recém-nascido escolherá o seio que tem o cheiro familiar do líquido amniótico. Do mesmo modo que ocorre com os outros sentidos, suas experiências olfatórias durante a gravidez tornam-se as experiências de seu bebê. Como explicaremos com mais detalhe no Capítulo 2, você pode usar esse conhecimento para realçar tanto o bem-estar de seu bebê quanto o seu próprio.

As dádivas da gravidez

A gravidez é uma preciosa oportunidade para estar atenta, ser cuidadosa e refletir. Com sensibilidade e percepção, você pode se sintonizar com seu estado interior, tornar-se mais consciente de si mesma, de seu bebê por nascer e de cada momento de sua vida. Dedique algum tempo a sentar-se e ouvir atentamente e você começará a reparar nas maneiras sutis com que você e seu filho por nascer reagem às escolhas que você está fazendo. Ao se harmonizar com suas próprias experiências sensoriais, naturalmente, você se descobrirá diminuindo o ritmo e indo mais devagar, e se tornando mais presente. Você adquirirá clareza em sua vida e terá a experiência de mais paz interior. Isso exercerá profundo impacto sobre as primeiras experiências do mundo de seu bebê por nascer.

Exercício

Sente-se, ou deite-se, e feche os olhos. Respirando aos poucos, profundamente e devagar, traga sua consciência para o seu corpo. Olhe ao redor por dentro. Sinta e visualize o espaço. Repare nos sombreados, nas cores sutis e texturas dentro de seu corpo. Sinta a sua respiração enquanto ela se move através de você. Sinta sua vibração e comece a ouvir seu som. Durante as próximas várias vezes em que inspirar e expirar, siga o som. Permita que ele a leve mais profundamente para dentro de si mesma. Sinta o bater de seu coração e a pulsação da vida em você. A cada inalação, permita que a ternura de seu coração rodeie e cerque seu bebê. A cada exalação, crie uma imagem de seu bebê crescendo dentro de seu corpo. Inspire trazendo para dentro ternura; expire levando para fora uma visão mais clara de seu bebê. Tome posse de sua parte na criação desse pequeno ser. Inspire a alegria pelo milagre ocorrendo em seu corpo; quando expirar, sinta seu amor por esse novo ser que está se desenvolvendo dentro de você.

A jornada para a vida

Estivemos enfatizando o desenvolvimento dos sistemas sensoriais de seu bebê, porque é importante mudar nossa noção de crianças por nascer como sendo aglomerações de células inconscientes, isoladas, para seres primordiais sencientes influenciados pelos sons, sensações, visões, sabores, e cheiros em seu ambiente. Uma vez que seu bebê tem uma capacidade limitada de influenciar as experiências dele, torna-se sua responsabilidade, como mãe, escolher aquelas que ofereçam o máximo em termos de nutrição e amparo e o mínimo em nocividade. Suas escolhas fornecem as matérias-primas que permitirão à alma de seu bebê criar seu corpo, seus sentidos e sua mente.

O desenvolvimento sequencial do corpo de seu bebê é uma expressão da inteligência sincrônica da natureza. O desenvolvimento do lado direito do corpo não desencadeia o desenvolvimento do lado esquerdo; em vez disso, a emergência simultânea de componentes simétricos é orquestrada por uma inteligência subjacente. Essa inteligência fica além de causa e efeito, além de tempo e espaço, além de princípios e fins. Quer você denomine isso de força da natureza, espírito ou Deus, a capacidade dela de trazer forma ao que é disforme é mágica e miraculosa.

Vamos rever alguns pontos importantes que marcam a jornada extraordinária de um óvulo fertilizado a um ser humano recém-nascido completo:

Dias 1 a 14 – O período entre o primeiro dia de sua última menstruação e o dia da ovulação.
Fim da 2.ª semana – O esperma do pai fertiliza o óvulo da mãe na trompa de Falópio.
3.ª semana – O óvulo fertilizado se divide várias vezes e se implanta na parede do útero.
4.ª semana – O embrião se diferencia em três camadas:

Uma *camada externa* – destinada a se tornar a pele, sistema nervoso, cabelo e unhas de seu bebê.
Uma *camada intermediária* – destinada a se tornar os músculos, ossos, coração e vasos sanguíneos de seu bebê.
Uma *camada interna* – destinada a se tornar o trato digestivo e o sistema urinário de seu bebê.

O embrião recebe nutrição e oxigênio da placenta pelo cordão umbilical. Tudo de que o embrião e feto necessitam até o nascimento entrará e sairá por esse cordão. A placenta, embora capaz de filtrar muitas substâncias de seu corpo, não é capaz de filtrar todas. Muitas drogas e toxinas ainda podem passar pela barreira da placenta e entrar no corpo de seu bebê.

6.ª semana – O coração primitivo de seu bebê está batendo, embora o embrião tenha menos de 0,63 centímetro de comprimento. Olhos, braços e pernas primitivos estão presentes.
8.ª semana – O embrião agora é conhecido como feto, que em latim significa "o jovem". Ele pesa menos de 14 gramas. O trato digestivo está se formando e o sangue transporta oxigênio e nutrientes para as células pelo seu sistema circulatório primitivo.
10.ª semana – O feto tem cerca de 2,54 centímetros de comprimento, olhos, orelhas, dedos das mãos e pés reconhecíveis. Os órgãos internos estão funcionando, e seu cérebro está crescendo a uma velocidade incrível de 250 mil novas células por minuto!
12.ª semana – O rosto de seu bebê por nascer parece muito humano, com um minúsculo nariz e queixo. Ele tem mais de 7,50 centímetros de comprimento e pesa cerca de 56,69 gramas. O feto pode flexionar e estender os dedos. A diferenciação sexual agora é aparente.
16.ª semana – Uma penugem fina (lanugo) está crescendo na cabeça dele. Seu bebê está se movendo ativamente e fazendo movimentos de sucção com a boca. Seus ossos estão se tornando mais duros e os músculos se desenvolvendo.

20.ª semana – Minúsculas unhas aparecem nos dedos das mãos e pés de seu bebê. O corpo inteiro dele está coberto de penugem. A mãe pode sentir os movimentos fetais, chamados aceleração. A frequência do batimento cardíaco fetal pode ser ouvida com um estetoscópio. Seu bebê está com cerca de 29 centímetros de comprimento.

24.ª semana – Seu bebê agora pesa mais de 450 gramas e tem pouco menos de 30 centímetros de comprimento. Suas sobrancelhas e cílios estão formados. Os delicados sáculos alveolares nos pulmões estão quase funcionais.

28.ª semana – Embora imaturos, os pulmões de seu bebê estão desenvolvidos a ponto de já ser possível a sobrevivência fora do útero. Suas pálpebras se abrem e fecham. O peso dele é de mais de um quilo e cem gramas e ele pode ter mais de 38 centímetros de comprimento.

32.ª semana – Os ossos de seu bebê estão bem desenvolvidos, mas ainda moles. Movimentos rítmicos de respiração estão presentes. O sistema nervoso está se desenvolvendo com constância e seu bebê está aprendendo a regular a temperatura do corpo. Tecido adiposo está se acumulando no corpo.

36.ª semana – O feto está medindo entre 42 e 48 centímetros de comprimento e pesa em torno de 2 quilos e setecentos gramas. Se nascido prematuramente neste estágio, existe grande probabilidade de sobrevivência.

38.ª a 40.ª semanas – Seu bebê é considerado como tendo chegado a termo e está pronto para começar sua vida fora do útero.

O milagre da criação

A natureza cria dentro de você uma pessoa inteira, completa, com todos os órgãos e membros, em apenas quarenta semanas. Ao longo da gravidez, seu corpo é o universo de seu bebê por nascer. Você é os rios, a luz do sol, terra, atmosfera e céu para esse ser crescendo dentro do seu corpo. O corpo, a mente e alma de seu bebê estão intimamente ligados aos seus. Juntos vocês manifestam o fluxo criativo da vida.

Em todos os momentos, seu bebê por nascer está imerso nos sons e vibrações dos batimentos de seu coração e de sua respiração. Ele sente seu estresse, tensão e temores, bem como sua alegria, felicidade e paz. Sempre que você se move, ri, chora, come, expele ou descansa, seu bebê por nascer responde. O potencial da vida de seu filho está codificado em cada uma das células dele, enquanto o ambiente de seu corpo pode nutrir ou perturbar este crescimento. Aceite essa responsabilidade com alegria, pois cada escolha saudável que você fizer pelo bem de seu filho por nascer também a nutrirá. Sua gravidez pode ser um princípio mágico para você e para seu bebê.

Exercício

Sente-se confortavelmente e feche os olhos. Sinta-se inalar e exalar delicadamente. Permita que sua consciência esteja dentro de seu corpo. Enquanto inspirar, sinta a nutrição e o oxigênio que você traz para dentro, vindo do universo, da fonte. À medida que você sentir esse ar enchendo seu corpo, repare em como ele se move para dentro de sua barriga. Sinta como ele envolve seu bebê. Receba as sensações e a nutrição em cada inspiração. Agora expire e libere esse ar, permitindo que ele flua de volta para o universo. Continue respirando assim durante mais alguns minutos. Inspire, enchendo sua barriga; expire, liberando o ar para o universo; cada inspiração nutre você e seu bebê.

Agora traga sua consciência para o espaço ao redor de seu útero. Imagine-se flutuando em meio às paredes de seu útero e seu saco amniótico e comece a se sentir flutuar dentro de seu ventre. Imagine-se submergindo mais profundamente no líquido amniótico e sinta-se flutuar ali com seu bebê. Sinta como esse líquido é macio e sedoso e repare que tem a temperatura exata para seu bebê. Enquanto seus olhos vagarem através do espaço e da semiescuridão dentro de seu útero – inspire – sinta como é estar dentro de seu corpo. Essas são as sensações que seu bebê está experimentando e vivenciando à medida que cresce dentro de você.

Olhe ao redor das superfícies internas de seu ventre e descubra onde a placenta está presa à parede de seu útero. Dedique um momento para homenagear esse órgão que continuamente está nutrindo seu bebê. Sinta como ele está ajudando a mantê-lo vivo. Enquanto você continua a olhar ao redor, veja se pode encontrar o cordão umbilical que está preso à placenta. Essa é a linha que torna possível a vida de seu bebê. Permita que sua consciência flutue descendo pelo cordão até poder ver onde ele está ligado à barriga de seu bebê. Veja seu bebê ali agora – vivo e crescendo dentro de seu corpo. Sinta-se bem ali ao lado dele. Dedique alguns momentos a sentir aquele maravilhoso pequeno ser, que está se metamorfoseando dentro de sua barriga. Sinta como é incrível ter uma pessoa pequenina se transformando e crescendo dentro de você. Você é o universo inteiro para seu bebê. Viva a experiência de si mesma como a mãe dele – repare em como o está protegendo enquanto ele se desenvolve e cresce. Olhe para o corpo pequenino dele. Veja seus dedinhos das mãos e dos pés, o pequenino torso e a cabeça. Dedique alguns momentos para contemplar o rosto dele e imagine como será olhar nos olhos dele pela primeira vez. Imagine como será segurá-lo em seus braços. Tome consciência de seu corpo contendo-o agora, nesse instante, no ninho quente e acolhedor de seu ventre.

No momento em que se sentir pronta, delicadamente traga sua consciência de volta à sua respiração. Sinta sua respiração se mover, entrando e saindo de seu corpo. Preste atenção em sua barriga, subindo e descendo a cada inspiração e exalação. Tome consciência da sensação do ar no aposento, flutuando ao seu redor. Comece a mover seu corpo da maneira que lhe parecer mais agradável. Quando se sentir pronta, lentamente abra os olhos.

Dedique alguns minutos a anotar em seu diário como é sentir que você tem um bebê crescendo dentro de seu corpo. Veja se pode conjurar uma imagem de seu bebê e dedique algum tempo a desenhar essa imagem.

Estimule e avive através de sua atenção

• Ponha as mãos sobre sua barriga algumas vezes durante o dia e envie pensamentos carinhosos para seu bebê por nascer.

• Escreva todos os dias a respeito de suas experiências em seu diário.

• Logo no início da gravidez, plante uma árvore ou um arbusto que dê flores, para simbolizar o crescimento de seu bebê no útero. Depois que seu bebê nascer, vocês poderão cuidar da planta juntos.

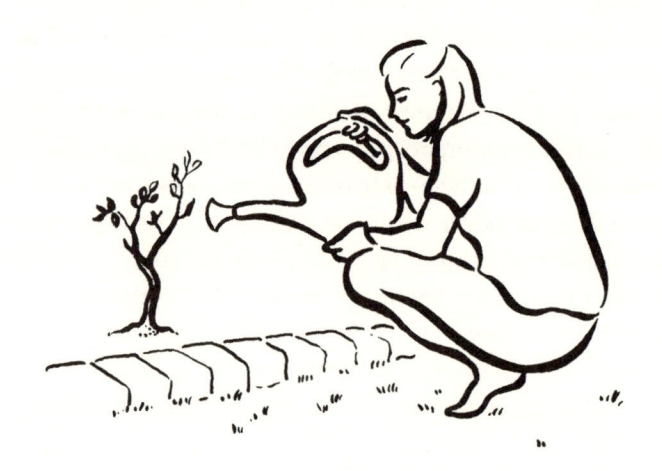

CAPÍTULO 2

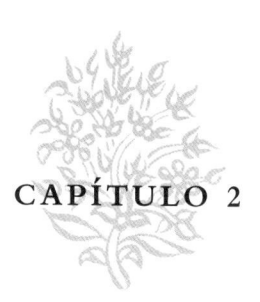

A ecologia do útero

> Ó poderoso, o antiquíssimo inescrutável,
> Sem nome nem forma,
> Disfarçado como Brahma, Abraão, o Primordial,
> Que vindes a nós sob a forma da dádiva de uma criança.
> Saudações, Saudações a Vós um milhão de vezes,
> Por Vos manifestares em cada grão da criação.
>
> — DEEPAK CHOPRA

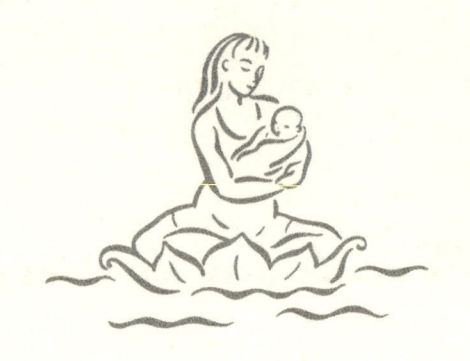

Existe uma expressão na aiurveda que diz: "Você se torna o que você vê." No Ocidente temos um ditado que diz: "Você é o que você come." Embora esses ditados venham de culturas diferentes, ambos, em essência, dizem a mesma coisa. Nossas experiências nos formam. Quer você esteja ouvindo, sentindo, vendo, degustando, ou cheirando, sua experiência em cada momento molda quem você é. Seu corpo e mente são criados a partir de suas experiências acumuladas.

A aiurveda sugere que, se você quer compreender seu passado, deve examinar seu corpo agora. Podemos levar isso um pouco mais longe. Se você desejar prever como será seu corpo, considere suas experiências agora. Cada impulso de experiência está sendo metabolizado nas moléculas de seu corpo. Embora possa ser óbvio que a comida que você come se torna a matéria de seu corpo, é igualmente verdade que os sons que você ouve, as sensações que você sente, as coisas que você vê e os aromas que cheira são transformados nas moléculas físicas que constituem seu corpo. Seu corpo é um campo de informações e inteligência vivas.

Em anos recentes, neurobiologistas nos forneceram explicações científicas para esse processo. Por meio de tecnologia avançada, incluindo estudos de mapeamento do cérebro e tomografias com emissão de pósitrons (PET), agora sabemos que toda percepção sensorial e sua reação emocional associada resulta em mudanças na eletricidade e química da fisiologia do indivíduo. Suas experiências sensoriais têm efeitos favoráveis que promovem a vida ou são prejudiciais para ele em sua mente e corpo. Mesmo experiências imaginárias podem ter efeitos fisiológicos poderosos. Experimente fazer este exercício simples:

> Imagine ouvir uma ambulância passar com a sirene tocando com estridência.
> Imagine ouvir um concerto de Bach para violino.
> Imagine ser picado por uma abelha.
> Imagine segurar um bebê em seus braços.
> Imagine um acidente de automóvel.
> Imagine assistir a um pôr do sol espetacular.
> Imagine tomar um remédio amargo.
> Imagine morder uma manga doce e suculenta.
> Imagine o cheiro de um gambá.
> Imagine o aroma de uma flor havaiana.

Cada uma dessas sensações, prazerosas ou desagradáveis, imaginárias ou reais muda seu corpo. Quando a estimulação sensorial é tranquilizadora, seu corpo libera substâncias químicas promotoras de saúde. Quando é nociva ou negativa, hormônios de estresse são liberados. Essas várias substâncias químicas têm a capacidade de nutrir ou exaurir seu corpo. Seu sistema nervoso desempenha papel-chave nesse processo. Ele é um aparato espantoso que identifica, filtra, interpreta e responde à energia e informações que você recebe através de seus sentidos. Quando você ouve o vagido de um bebê recém-nascido, seu cérebro processa a informação sensorial bruta, rotula-a de choro, interpreta-a como uma manifestação de aflição e ativa uma resposta. Essas mudanças neurofisiológicas afetam cada célula de seu ser. Suas interpretações, emoções e sentimentos estão codificados em mensageiros químicos que se filtram por meio de seu corpo.

Seus pensamentos e palavras são literalmente transformados em carne. Quando você se sente estressada, libera substâncias químicas codificadas para estresse e cada célula de seu corpo recebe a mensagem. Quando você se sente alegre, seu corpo produz substâncias químicas naturais de prazer chamadas endorfinas e encefalinas. Quando você está tranquila e relaxada, libera substâncias químicas similares a tranquilizantes vendidos com receita. Seu corpo é uma evidente manifestação de suas experiências.

Ao longo da gravidez, as células de seu bebê por nascer também estão sendo informadas de suas experiências e de suas sensações. Como já abordamos no último capítulo, o ambiente em seu útero é rico em sons e sensações, e suas impressões do mundo continuamente se infiltram e chegam a ele. Seu bebê por nascer é um pequenino ser resistente e adaptável, mais perceptivo, responsivo e interativo com o ambiente do que os cientistas anteriormente imaginavam. Na ausência de muito estresse de seu corpo, o sistema nervoso de seu bebê funciona sem problemas. Quando você está calma e centrada, seu bebê tem condições de crescer pacificamente, sintonizado com seus próprios ritmos biológicos.

Adrenalina, noradrenalina, oxitocina, serotonina e a maioria das outras moléculas mensageiras são transportadas pela placenta e influenciam seu bebê por nascer. Essas substâncias químicas geram uma cascata de reações em seu corpo e no corpo dele.

Estudos empregando monitoração com ultrassom demonstraram que poucos minutos depois de uma mulher grávida passar por um acontecimento estressante que gere ansiedade, seu bebê por nascer reage ao acelerar a frequência dos batimentos cardíacos ou chutando com força.

A percepção é o fator-chave para ajudar você a criar um ambiente carinhoso que dê amparo a seu bebê. Em vez de funcionar no piloto automático, use a oportunidade criada por sua gravidez para se tornar mais atenta a seu meio ambiente e aos efeitos que esse tem sobre você e seu bebê. Aprenda a se favorecer ao buscar experiências que lhe deem amparo e sustento e ao evitar as que são prejudiciais. Você pode fazer isso conscientemente ao promover o equilíbrio em seu corpo através de seus cinco sentidos.

Exercício

Pare por um momento e concentre a atenção nas visões ao seu redor. Repare nas cores, no tamanho e formas dos objetos em seu meio ambiente. Observe a textura de cada objeto que avistar. Feche os olhos e tome consciência dos sons que a cercam. Ouça profundamente cada um. Tome consciência das sensações de contato que estão estimulando sua pele nesse momento. Sinta as roupas em seu corpo e a pressão de seus pés no chão. Delicadamente alise seu braço e observe as sensações que esse toque cria em seu corpo. Respire bem fundo e cheire os aromas no ar. Passe a língua nos lábios e sinta os sabores e sensações em sua boca. Repare em como, ao prestar atenção, você avivou cada um dos cinco sentidos.

Despertando a sua farmácia interior através das cinco janelas para a sua alma

Na Índia antiga, uma turma de estudantes formandos de medicina aiurvédica recebeu um trabalho final que consistia em encontrar coisas que não tivessem qualquer valor terapêutico. Apenas um aluno, Jivaka, voltou de mãos vazias, dizendo que qualquer coisa em que concentrasse sua atenção influenciava sua mente e corpo. Os sons de passarinhos cantando, as sensações da brisa soprando contra seu rosto, ver o pôr do sol, saborear uma erva, cheirar uma flor perfumada — cada uma dessas experiências exercia efeito terapêutico sobre ele e, portanto, podia ser considerada uma forma de medicamento. Jivaka foi considerado o melhor aluno de sua turma e acabou por vir a tornar-se o médico pessoal do Buda.

Nutra seu bebê e a si mesma através do som

Os sons que cercam você desempenham um papel importante no equilíbrio de seus ritmos biológicos. Sons capazes de nutrir e acalentar são tão importantes para sua saúde quanto são alimentos nutritivos. O filósofo alemão Martin Heidegger disse: "Pensar é uma forma sutil de ouvir." Nós ouvimos nossos pensamentos, e quando eles são poderosos o suficiente, nós também os sentimos. Os pensamentos que sentimos são chamados de emoções. Pense na palavra *mãe*. Primeiro você ouve o pensamento como um som. Então, quase imediatamente, descobre que pode sentir a emoção que a palavra *mãe* gera dentro de você. Agora, se você fechar os olhos e imaginar a palavra *mãe* novamente, será capaz de conjurar uma imagem associada à palavra *mãe* em sua mente. Os sons têm a capacidade de trazer à tona sensações de todos os seus sentidos. Pense na palavra *limão*. À medida que você faz aparecer essa fruta ácida em sua consciência, pode começar a salivar enquanto a palavra evoca o objeto que ela nomeia. O pensamento se torna forma, o mundo é feito carne.

Assuma o compromisso de oferecer, com regularidade, a seu bebê por nascer uma dose saudável de sons capazes de nutrir. Dedique algum tempo a escutar músicas que a inspirem. Embora a significância do "efeito Mozart", que sugere que ouvir música clássica tornaria seu bebê mais inteligente seja discutível, existem muitas informações que sustentam o ponto de vista de que a música tranquiliza o corpo, a mente e a alma. Estudos já demonstraram que ouvir sons agradáveis pode baixar a pressão sanguínea, aumentar a imunidade e reduzir a ansiedade.

Crie suas próprias provisões de remédios musicais. De acordo com a aiurveda, existem três maneiras fundamentais pelas quais você pode vir a perder o equilíbrio interior. A primeira, turbulência excessiva em sua mente, que pode conduzir à ansiedade e insônia. Essa é conhecida como *Vata*, ou desequilíbrio de Vento. A segunda: você pode se tornar excessivamente inflamada com sentimentos de irritação, frustração e raiva. Essa é denominada de um desequilíbrio *Pitta*, ou Fogo. Finalmente, você pode se tornar vagarosa e estagnada, conhecida na aiurveda como um desequilíbrio de *Kapha*, ou Terra. Você pode usar a música para equilibrar qualquer dessas situações. Se estiver se sentindo ansiosa ou tendo dificuldade para dormir à noite devido à turbulência na mente, ouça música suave e calmante. Se estiver se sentindo irritadiça e mal-humorada, escute música tranquilizadora e serena. Se estiver se sentindo aborrecida, lânguida e indiferente, tente ouvir música revigorante e revitalizante. Toque essas músicas quando estiver relaxando, tomando banho ou sendo massageada. Escutar suas seleções favoritas em outras ocasiões desencadeará a lembrança dessas experiências relaxantes, que lhe trarão benefícios durante toda a gravidez e o trabalho de parto. Sugerimos algumas de nossas seleções musicais favoritas mais adiante.

Os sons da natureza também têm efeito equilibrador sobre a sua mente e corpo e podem ajudá-la a se reconectar com seu estado essencial de quietude e sossego. Saia para caminhar em lugares onde estará exposta a esses sons que lhe recordam a inteligência infinita subjacente a toda a criação, inclusive à criação de seu bebê por nascer. Preste atenção nas brisas fazendo farfalhar as folhas, nas ondas do oceano marulhando contra a costa, no correr da água em um regato, numa cachoeira cascateando em um bosque, nas canções dos passarinhos chilreando num dia quente de verão. Dedique algum tempo a ouvir as vibrações naturais que a rodeiam.

Desempenhe papel ativo nas experiências acústicas de seu bebê por nascer, assumindo o compromisso consciente de escolher estímulos auditivos capazes de nutrir você e seu feto. Peça ao seu marido ou companheiro que participe no processo. Faça com que ele leia poesias, ou conte histórias para você e seu futuro bebê. Estudos já demonstraram que bebês recém-nascidos cujos pais falavam com eles enquanto ainda estavam no útero, respondem à voz tranquilizadora de seu papai logo nas primeiras horas depois do nascimento.

Crie um apelido ou uma palavra carinhosa para chamar seu bebê, e fale com ele com frequência. Recite poemas de amor, leia histórias inspiradoras, e cante canções de ninar para seu bebê. Tente ouvir sons que tradicionalmente foram usados para rejubilar o espírito, tais como cantos gregorianos, védicos, hebreus, dos nativos americanos, celtas ou havaianos.

> *O bebê por nascer começa a mostrar respostas comportamentais a sons externos com cerca de dezesseis semanas e parece estar ouvindo a maior parte do dia com vinte e quatro semanas, quando as estruturas do ouvido estão plenamente formadas.*

Lembre-se diariamente de parar para ouvir os sons em seu ambiente e repare em como você se sente. Seu bebê por nascer também esta interagindo direta e indiretamente com os sons ao seu redor. Quando você gera coerência e conforto em seu corpo através do som, cria um ambiente amoroso e capaz de nutrir seu bebê por nascer.

Sugestões de músicas para ouvir durante a gravidez

VATA

Calmantes, relaxantes

Magic of Healing – Vata	Bruce & Brian Becvar
Angel Love	Aeoliah
Collaborations into the Moment	Steven Halpern & Master Charles
Om Mani Padme Hum	Master Charles

PITTA

TRANQUILIZANTES, SERENAS

Magic of Healing – Pitta	Bruce & Brian Becvar
Inner Flute	Flute for the Spirit
Bamboo Waterfall	Wind Chimes and Bells
Waterworks	Enya

KAPHA

REVIGORANTES, ENERGIZANTES

Magic of Healing – Kapha	Bruce & Brian Becvar
The Essence	Deva Premal
Live on Earth	Krishna Das
The Rising	Bruce Springsteen

O som tranquilizador de sua voz tem influência profundamente acalentadora sobre seu bebê. Ele também adora ouvir a voz de seu parceiro. Ao nascer, seu bebê reconhecerá as vozes de vocês dois.

Nutra seu bebê e a si mesma através do toque

A pele é seu maior órgão de sentido e é rica em potencial promotor de saúde. Sua superfície contém milhares de receptores nervosos que transmitem impulsos curativos para seu corpo e mente. Através das sensações do toque, você pode usar sua pele para acessar esse benefício de auxílio à cura para você e seu bebê por nascer. O toque libera substâncias químicas que têm efeitos relaxantes e promotores de saúde. Quando você é acariciada suavemente ou tocada terapeuticamente, seu nível de estresse baixa, sua circulação melhora e as moléculas naturais que realçam o prazer de seu corpo são ativadas. Essas substâncias químicas promotoras de saúde viajam através da circulação da mãe e do feto. A massagem também fortalece o funcionamento do sistema imunológico, reduzindo a suscetibilidade da mãe a resfriados e gripes. Ser massageada é maravilhoso, quer você esteja grávida ou não. Quando você está se sentindo confortável e relaxada, seu bebê por nascer aprecia tanto a sensação, que começa a se mover e a chutar de maneira brincalhona, enquanto em outras ocasiões você poderá senti-lo repousando satisfeito.

Estudos já demonstraram que mulheres grávidas que recebem massagens dormem melhor e têm níveis mais baixos de ansiedade e depressão. Mães que recebem massagens apresentam menos complicações durante o trabalho de parto e uma incidência menor de partos prematuros. Também existem indicações de que bebês nascidos de mães que receberam massagens regularmente durante a gravidez apresentam menos problemas durante as primeiras semanas depois do nascimento.

Exercício

Várias vezes durante o dia, carinhosamente ponha suas mãos sobre sua barriga. Imagine-se segurando seu bebê enquanto ele dorme ou chuta dentro de seu ventre. Delicadamente, massageie sua barriga enquanto fala baixinho com o bebê. Entre em contato com seu bebê através do sentido do tato, antes mesmo que ele esteja em seus braços.

A nutrição através do toque

Procure ser tocada de maneira acalentadora e carinhosa, durante toda a sua gravidez, por seu marido ou parceiro, pelos membros de sua família e amigos. Contrate um terapeuta massagista profissional que tenha experiência com mulheres grávidas. Você também pode obter muitos dos benefícios curativos e tranquilizadores do toque, ao se massagear com óleo todos os dias. De acordo com a aiurveda, uma automassagem diária é um dos componentes mais equilibradores de uma rotina cotidiana para promover a saúde. Tente seguir o seguinte procedimento antes ou depois de seu banho de banheira ou de chuveiro todos os dias. Se você estiver tendo dificuldade para dormir, faça a massagem com óleo antes de se deitar, seguida por um banho morno usando aromaterapia. Certifique-se de fazer a massagem sobre uma toalha para não escorregar e sempre retire o óleo dos pés antes de se mover.

Os efeitos sutis de diferentes óleos de massagem podem ser usados para equilibrar mente e corpo. Óleos considerados mais quentes e pesados, como os de gergelim, nozes, ou amêndoas, são úteis para pacificar a turbulência mental devida a um desequilíbrio Vata. Óleos mais refrescantes, tais como os de coco, oliva e abacate, são úteis para acalmar a irritabilidade relacionada a um desequilíbrio Pitta. Óleos mais leves como os de girassol, açafrão, e semente de mostarda ajudam a melhorar a circulação e aliviam a congestão associada a um desequilíbrio Kapha. Óleos naturais vegetais, de nozes ou sementes, nutrem e reconfortam os tecidos.

O estilo e a intensidade dos toques de massagem também influenciam os efeitos da massagem. Se você estiver se sentindo ansiosa ou com dificuldade para dormir, use toques firmes, com pressão, na massagem. Se estiver se sentindo acalorada ou irritada, use toques e um ritmo mais suave. Se estiver se sentindo congestionada ou inchada, tente toques mais profundos e de ritmo mais vigoroso. Ouça as necessidades de seu corpo e esteja presente no processo.

AUTOMASSAGEM (GERALMENTE FEITA POR UM PERÍODO DE CINCO OU DEZ MINUTOS)

Comece por aquecer o óleo sob água quente. Despeje uma pequena quantidade em suas mãos e use-a para massagear vigorosamente o couro cabeludo. Cubra-o inteiramente com pequenos movimentos circulares com as pontas dos dedos, como se estivesse passando um xampu no cabelo. Enquanto seus dedos acariciam seu couro cabeludo, feche os olhos e aprecie as sensações.

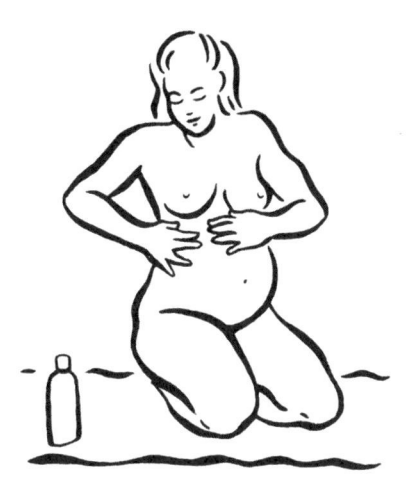

Em seguida, passe para o rosto e as orelhas. Delicadamente, massageie a parte de trás de suas orelhas. De acordo com a aiurveda e com a medicina tradicional chinesa, suas orelhas têm muitas terminações nervosas que se conectam com todas as áreas de seu corpo, de modo que massageá-las é especialmente calmante. Aplique um pouco mais de óleo nas mãos e, com movimentos circulares, massageie lentamente as têmporas, a testa, sobrancelhas, nariz, maxilar, boca e queixo. Massageie a parte da frente, de trás e os lados de seu pescoço.

Em seguida, massageie seus braços. O processo para os membros superiores e os inferiores é usar um movimento circular sobre as articulações, e para frente e para trás sobre os ossos longos. Aplique o óleo num movimento circular sobre os ombros, para frente e para trás nos braços, circular nos cotovelos, para frente e para trás nos antebraços, circular nos punhos, e então massageie cada dedo na base da palma da mão até a ponta.

Seja muito delicada com seu tronco. Use grandes movimentos circulares sobre os seios, barriga e baixo abdome. Enquanto massagear a barriga, passe as mãos sobre seu útero, envie amor e ternura para seu bebê em crescimento. Aplique um pouco mais de óleo e estenda as mãos para massagear as costas da melhor forma que puder. Peça a seu parceiro que faça a massagem nas áreas que não puder alcançar sozinha.

Por último, pernas e pés. Massageie as pernas como fez com os braços, usando movimentos circulares nos quadris, para frente e para trás sobre as coxas, circulares sobre os joelhos, e longos movimentos para frente e para trás nas pernas. Muito delicadamente, faça movimentos circulares sobre os tornozelos, e depois vigorosamente massageie os pés com movimentos para frente e para trás e então alise e puxe cada dedo.

Se possível, permita que o óleo fique algum tempo embebendo seu corpo. Deixar uma camada fina de óleo protegerá e nutrirá sua pele e ajudará seus músculos a se aquecerem durante o dia. Se você tomar um banho depois da massagem, lave-se com um sabão suave.

MINIMASSAGEM (UM OU DOIS MINUTOS)

Se você não tiver tempo para massagear completamente o corpo inteiro, uma breve massagem é melhor do que nenhuma. Sua cabeça e pés são as partes mais importantes de seu corpo a serem massageadas e isso pode ser feito em bem pouco tempo.

Esfregue um pouco de óleo morno no couro cabeludo, com os pequenos movimentos circulares descritos acima. Use a palma da mão para massagear a testa de um lado para outro.

Delicadamente, massageie as têmporas, com movimentos circulares. Então suavemente esfregue as partes externas das orelhas. Passe alguns momentos massageando a nuca e a parte da frente do pescoço. Com um pouco mais de óleo, massageie os pés com a base da mão. Espalhe o óleo ao redor dos dedos do pé com as pontas dos dedos, então massageie vigorosamente as solas dos pés com movimentos para frente e para trás com as palmas das mãos. Fique sentada quieta por alguns segundos para relaxar e deixar o óleo penetrar, e depois tome seu banho normalmente.

MASSAGEM DO PERÍNEO

O períneo se relaciona com as estruturas ao redor da base da pélvis, cobrindo a área do osso púbis na frente até o cóccix, na ponta de sua coluna. Embora os tecidos moles ao redor do períneo se tornem elásticos e estirados durante o parto, recomendamos que você comece a delicadamente massagear a área de seu períneo com óleo, por volta de seis semanas antes da data prevista para o nascimento, para ajudar a prepará-la para o parto. Isso pode ajudar a reduzir a probabilidade de lacerações ou ferimentos e pode facilitar a recuperação dos tecidos após o nascimento. Também ajudará a familiarizá-la com a sensação de estiramento de seu períneo.

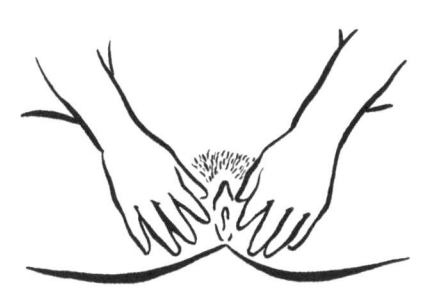

Nutra seu bebê e a si mesma através da visão

Você é a janela para o mundo de seu bebê. Tudo que você vê influencia seu corpo e seu bebê por nascer. Quando você contempla amorosamente os olhos de seu parceiro e fica tomada por sentimentos confortadores, você comunica suas sensações a seu bebê. Quando você sorri de alegria ao ver crianças brincando ou assiste a um pôr do sol deslumbrante, alguma coisa se modifica em seu íntimo. Estudos já demonstraram que experiências visuais evocam respostas químicas em todo o corpo, que podem nos entusiasmar ou deprimir. Quando estudantes de medicina assistiram a vídeos com cenas violentas, apresentaram sintomas de supressão do sistema imunológico, enquanto que, quando assistiram a imagens de atos de compaixão, ressaltou-se a função do sistema imunológico. Você pode mudar a química de seu corpo ao prestar atenção ao que vê. Na medida do possível, limite sua exposição a experiências visuais que a deixem nervosa, tais como filmes assustadores ou violentos e programas de televisão perturbadores. Busque experiências visuais que a encantem.

Ao despertar pela manhã, tome consciência das primeiras coisas que você vê quando olha ao redor. Repare se as primeiras coisas diante de seus olhos são agradáveis ao seu olhar ou não. Ao longo do dia, mantenha-se consciente das imagens que vê. Preste atenção a como elas a afetam. Antes de se deitar, olhe para o céu, contemple e procure absorver a experiência das estrelas, da lua, e de toda a galáxia. Fique em sintonia com as sensações criadas em seu corpo por essas imagens. Feche os olhos e repare em como você se sente. Respire e traga para dentro de si os sentimentos.

Busque experiências visuais que lhe proporcionem exaltação espiritual. Passeie por jardins e passe algum tempo na praia. Habitue-se a passar algum tempo ao ar livre todos os dias. Enquanto caminhar em meio à natureza, aprecie as formas luxuriantes das plantas e das magníficas árvores em seu ambiente, absorvendo o oxigênio que elas liberaram para você. Observe as cores e texturas de tudo o que você vê. As pessoas, coisas e os acontecimentos "lá no mundo exterior" se tornam parte do que somos "aqui em nosso íntimo".

Os seres humanos são criaturas visuais, e nossa interpretação do que vemos influencia fortemente nossa sensação de conforto ou desconforto. Embora enquanto no útero as experiências de seu bebê sejam limitadas, existem indicações de que pouco depois do nascimento, um recém-nascido é capaz de reconhecer e processar informações visuais.

Um estudo fascinante datado dos anos 1970, feito pelo pesquisador T. G. R. Bower, demonstrou que, mesmo com poucas horas de vida, recém-nascidos prefeririam olhar para o rosto de suas mães ao de quaisquer outras mulheres. Para realizar este estudo, pares de rostos de mulher eram exibidos em uma tela de vídeo diante das recém-nascidas, a quem se davam chupetas para sugar. Se a menininha chupasse de uma maneira, um rosto de uma mulher desconhecida aparecia. Se a bebezinha chupasse de outra maneira, o rosto de sua mãe aparecia. Depois de um período assistindo ao vídeo e chupando a chupeta, os recém-nascidos tendiam com mais frequência a chupar da maneira que trazia à tela o rosto de sua própria mãe. É de se imaginar se um bebê começa a imaginar o rosto da mãe com base nos sons e sensações que ouve no ventre, da mesma forma que você, já adulto, poderia imaginar qual é a aparência de uma pessoa desconhecida quando fala com ela por telefone ou quando ouve alguém no rádio. Nós criamos imagens dos sons que ouvimos, e seu bebê por nascer pode estar fazendo o mesmo. Por muitos motivos, quando você puder escolher, prefira ver coisas que gostaria que seu bebê visse, e reduza sua exposição a imagens visuais das quais gostaria de proteger seu bebê. Isso aumentará seu bem-estar e o de seu bebê.

Quando o feto está com treze semanas, os olhos dele estão bem desenvolvidos. Suas pálpebras agora irão se fechar até o sétimo mês de vida, quando as pálpebras mais uma vez se descerrarão.

Nutra seu bebê e a si mesma através do sabor

Temos a tendência natural de experimentar o mundo ao pôr coisas em nossa boca. Crianças pequeninas vivenciam essa experiência quando passam pela fase oral. Durante esse estágio, os pais rapidamente aprendem a tirar de casa objetos que podem ser postos na boca de seus filhos pequenos, porque existe um impulso intrínseco de saborear as coisas. Ao longo de milhões de anos de tempo evolucionário, os seres humanos usaram essa tendência para identificar fontes de alimentação que nos sustentam e nutrem.

O sentido do paladar avalia o potencial nutritivo de tudo que passa pela sua boca. O sabor dá indicações de se um alimento irá contribuir ou trará prejuízo para nossas sensações de bem-estar. Se uma fonte de alimentação em potencial tem sabor palatável, isso indica ao cérebro que ingerir mais será benéfico. Se ela tem gosto desagradável, a mensagem é deixá-la de lado. Dessa maneira, pessoas de todas as culturas ao redor do mundo identificaram alimentos nutritivos que se tornaram componentes essenciais de sua dieta.

Além da respiração, a alimentação é nossa função corporal mais importante. As terminações nervosas gustatórias de sua língua têm receptores extremamente sensíveis que participam na capacidade de seu corpo converter alimentos em energia.

As pessoas quase sempre racionalizam demais sua nutrição. Elas tentam balancear suas dietas de acordo com as últimas recomendações de especialistas em nutrição, que defendem proporções variadas de carboidratos, proteínas e gorduras. Do ponto de vista da aiurveda, a nutrição não precisa ser complicada; a natureza codificou a inteligência dos alimentos em pacotes que fornecem a energia e as informações necessárias para criar e manter um corpo saudável. Essa área é de importância vital para uma gravidez saudável, de modo que dedicaremos o próximo capítulo inteiro à sua nutrição e a de seu bebê.

Nutra seu bebê e a si mesma através do olfato

O olfato é um de nossos sentidos mais primitivos e está intimamente associado à memória e à emoção. O aroma de bolinhos assando no forno ou o perfume de arbustos de lilás em um parque podem evocar imagens, lembranças e emoções de seu passado. Embora você possa não estar sempre consciente disso, seu cérebro é muito sensível às moléculas que trazem fragrâncias no ar ao redor. Os aromas fornecem informações sobre seu ambiente e sutilmente influenciam seus estados de espírito, comportamento e níveis de energia.

O cérebro é projetado para processar e responder a informações olfatórias através do sistema límbico. Esse conjunto de circuitos coordena as funções fisiológicas básicas responsáveis por regular seu apetite, desejo sexual, pressão sanguínea, frequência dos batimentos cardíacos, ciclos de sono, memória e emoções. Seu sentido do olfato desempenha um papel nessas funções críticas porque nas espécies animais superiores, o olfato é usado para determinar fontes de alimentos nutritivos, parceiros adequados para o acasalamento, os limites do território e a presença de inimigos. Embora os seres humanos estejam menos sintonizados com seu sentido do olfato do que muitos outros animais, nós ainda respondemos a odores e perfumes de maneiras primitivas e poderosas. A cada dia você absorve o mundo através de seu sentido do olfato.

Feche os olhos por um instante e veja se consegue conjurar os diferentes aromas que a cercaram hoje. Você poderá se recordar de alguns que eram agradáveis e encontrar outros que eram ofensivos. À medida em que os evocar, veja se consegue perceber como se sente em resultado de sua exposição a eles. Aromas agradáveis tranquilizam seu ser e odores desagradáveis a aborrecem ou a exaurem.

Durante a gravidez, você pode tirar vantagem de seu sentido do olfato ao conscientemente usar aromas equilibradores – e capazes de nutri-la. Existem duas maneiras básicas de usar conscientemente os aromas para realçar um estado de bem-estar. A primeira é relacionar uma fragrância agradável a uma experiência positiva. Quando você estiver praticando meditação, relaxando numa postura de ioga, ouvindo música agradável, ou

Os primeiros componentes do sistema olfatório aparecem após seis semanas de vida fetal. Embora não seja possível avaliar com exatidão em quanto tempo e em que medida um feto pode perceber bem cheiros, sabemos que imediatamente depois do nascimento, um recém-nascido é capaz de identificar odores e aromas familiares.

recebendo uma massagem, ponha em um difusor no aposento um óleo aromático calmante como lavanda, gerânio ou junípero. Seu cérebro começará a associar o cheiro à experiência, de modo que em outras ocasiões o simples fato de inalar o aroma a ajudará a relaxar.

A segunda maneira de se beneficiar com cheiros é saber aproveitar as propriedades terapêuticas específicas de óleos essenciais. Esses óleos, extraídos de raízes e de pedúnculos de flores, frutas, ervas e árvores exercem efeitos diretos no sistema nervoso. Óleos essenciais – que por vezes são conhecidos como a alma de uma planta – têm um papel há muito tempo comprovado nos sistemas de tratamento e cura ao redor do mundo. Na aiurveda, as fragrâncias são usadas por suas propriedades medicinais e espirituais. Recomendamos que mantenha consigo um pequeno frasco de um óleo essencial, de modo que esteja disponível para você sempre que puder se beneficiar de suas características terapêuticas específicas.

Listados a seguir estão os óleos essenciais que podem ser usados para acalmar, reconfortar ou revigorar seu sistema mente-corpo e são seguros de usar durante a gravidez.

Óleos essenciais

ÓLEO	EFEITOS ESPECIAIS
Calmantes e que nos centram na terra	
Camomila	Equilibra a digestão
Gerânio	Anima o estado emocional
Lavanda	Alivia a dor
Baunilha	Ajuda a induzir ao sono
Reconfortantes e refrescantes	
Jasmim	Anima o humor, anti-inflamatório
Neroli (flor de laranjeira)	Equilibra a digestão, refrescante
Patchouli	Dá base e centra, hidrata e revigora a pele
Tangerina	Calmante, tranquiliza o sistema nervoso
Revigorantes e purificadores	
Canela	Estimulante, ajuda a reduzir gases intestinais
Gengibre	Estimulante digestivo, antináusea
Junípero	Clareia a mente, restaura a confiança
Esclareia	Descongestionante e desintoxicante

Exercício

Escolha um dos óleos essenciais acima que seja reconfortante para você. Crie um ambiente agradável para se deitar, onde você possa relaxar ou tome um banho morno. Com um aromatizador, comece a difundir o óleo essencial no ar ou pingue algumas gotas em sua banheira.

Quando estiver confortável, feche os olhos. Repare nas sensações de seu corpo. Sinta-se inspirar e trazer o ar para dentro de sua barriga e observe o perfume do aroma do óleo que escolheu envolvendo você. Inale-o. Permita que esta fragrância relaxe você (mais) profundamente. Sinta a energia deste óleo dissolvendo qualquer tensão ou resistência que você puder estar trazendo em seu corpo. Inspire o relaxamento; expire a tensão. Com sua próxima inalação, permita que sua consciência flutue até o alto da cabeça. Quando exalar, relaxe do alto da cabeça, descendo por todo o corpo até os dedos dos pés. Sinta cada respiração ajudar seus músculos a se descontraírem. Continue assim por alguns minutos: inspirando e levando o ar até o alto da cabeça, exalando plenamente até as pontas dos dedos dos pés.

Depois traga sua consciência para a barriga e sinta seu bebê dentro de seu ventre. Respire sossegadamente levando o ar para sua barriga e relaxe com seu bebê quando exalar.

Fazer escolhas conscientes

Você é a soma total das escolhas que faz. Em um nível muito básico, as escolhas que você faz determinam suas experiências sensoriais – o que você ouve, sente, vê, saboreia, cheira. Quando você está em contato com as experiências interiores que resultam das sensações que recebe do mundo, você está em contato com o âmago de sua vida. Cada experiência tem um impacto em sua biologia. Tudo que aconteceu com você está registrado em seu corpo; a cada nova experiência, seu corpo muda. Quanto mais conscientemente você escolher suas experiências, mais conscientemente criará seu corpo.

A gravidez não é apenas alguma coisa que está acontecendo com você; é um desdobramento miraculoso que você está co-criando. Durante nove meses, você é o meio ambiente de seu bebê por nascer, e seu bebê é afetado por todas as suas experiências. No âmago de seu ser, você já sabe disso, porque já viveu esta experiência e sentiu essas sensações enquanto se desenvolvia e crescia no ventre de sua mãe. Agora que esta informação está disponível para sua mente consciente, faça uso dela para criar um princípio mágico para seu bebê.

Vivifique através de sua atenção

• Ponha as mãos sobre a barriga algumas vezes durante o dia e envie pensamentos amorosos a seu bebê por nascer.

• Registre num diário suas experiências a cada dia.

• Logo no princípio da gravidez, plante uma árvore ou um arbusto florido para simbolizar o crescimento de seu bebê em seu ventre. Depois que a criança nascer, vocês poderão cuidar da planta juntas.

• Leia histórias encantadoras e poesia sensível em voz alta para seu bebê e ouça músicas bonitas e relaxantes todos os dias.

• Faça uma massagem de óleo diariamente em si mesma antes do banho.

• Difunda um aroma enquanto estiver ouvindo música, tomando um banho de imersão na banheira ou meditando, para criar a associação entre a fragrância e o estado de consciência relaxado.

CAPÍTULO 3

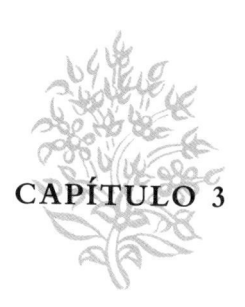

Nutrição para dois

Da inteligência cósmica veio espaço;
Do espaço, ar;
Do ar, fogo;
Do fogo, água;
Da água, plantas;
Das plantas, alimento;
E do alimento, o corpo humano;
Cabeças, braços, pernas e coração.

— TAITTIRIYA UPANISHAD

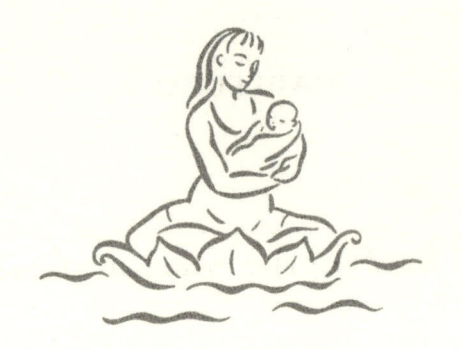

Desde muito cedo em sua infância, você é bombardeada com mensagens sobre alimentos. Além das informações básicas transmitidas por seus pais, você recebeu horas de comerciais de televisão, rádio, anúncios de beira de estrada e da imprensa escrita, todos tentando moldar seus hábitos alimentares. Considerando o volume de conselhos a que você foi exposta, não é de surpreender que possa estar confusa sobre o que deve comer. Também não é inesperado que, visto que tanta gente perdeu o contato com a inteligência intrínseca de seus corpos, estejamos enfrentando uma epidemia de obesidade em nossa sociedade.

A aiurveda acredita que a sabedoria da natureza está presente em cada célula de seu corpo e que se você escutar as mensagens que seu corpo está enviando, naturalmente passará a comer uma dieta saudável e balanceada. Consideramos a abordagem aiurvédica como sendo a natureza falando diretamente conosco. Seus sentidos são criados para perceber as coisas no mundo que são nutritivas para você. Sua capacidade de sentir o gosto, cheirar e ver as fontes de alimentos em potencial fornece as indicações naturais quanto ao que deve favorecer em sua dieta e o que reduzir. Prestar atenção a sabores, aromas e cores em sua dieta assegurará que você esteja ingerindo os alimentos de que precisa de maneira a criar um corpo saudável para si mesma e seu bebê por nascer.

A aiurveda considera que a nutrição envolve mais do que o que você ingere em termos de proteínas, carboidratos e gorduras.

A nutrição é o processo através do qual a Mãe Natureza acondiciona energia e informações em verduras, grãos, frutas e nozes que depois são metabolizados por animais, transformando-se na energia e informações dos corpos deles. Muito fundamentalmente, alimento é a luz do sol condensada em matéria.

Um antiquíssimo hino védico declara: "Alimento é Brâmane", o que significa "Alimento é Inteligência". Quando ingerimos alimentos derivados da união da luz do sol, terra fértil, água pura e ar limpo, nossos corpos, emoções e almas são nutridos. Nós inerentemente reconhecemos o relacionamento entre os alimentos e nossos corações e mentes, tal como fica comprovado por nossa linguagem, que com frequência usa sabores e alimentos como metáforas para sentimentos e emoções. Usamos expressões como "doce amor", "uvas azedas" e "tons ácidos". Descrevemos emoções sinceras como "sentimentos viscerais" e dizemos que nossos filhos são tão fofos que "seríamos capazes de comê-los".

O processo de criar um corpo a partir de alimentos é miraculoso. A aiurveda descreve o corpo como DNA embrulhado com alimento. O seu DNA e o de seu parceiro se fundem para criar seu bebê, fornecendo um modelo para urdir a energia e as informações do ambiente no corpo físico de seu bebê. Quando você consome uma refeição italiana de quatro pratos, a sopa minestrone, a salada de espinafre, a massa com molho de tomate, vagens, o pão de alho e *cannoli* levam ao mesmo tempo energia, sob a forma de calorias e informações, sob a forma de vitaminas, minerais e substâncias químicas naturais. Você digere, absorve e metaboliza a energia e as informações em seus alimentos, transformando-a na inteligência de seu corpo.

Simultaneamente, seu bebê por nascer extrai e metaboliza as informações nutricionais em sua corrente sanguínea para o corpo em desenvolvimento dele. As moléculas de caroteno dentro de uma cenoura em sua sopa acabarão por se entremear na retina dos olhos de seu bebê. Os ácidos graxos essenciais do azeite de oliva no molho de sua salada contribuirão para a composição das membranas das células do fígado de seu bebê.

O corpo de seu bebê é manufaturado pelos alimentos que você come. Embora isso seja verdadeiro ao longo de nossa vida inteira, durante a gravidez é particularmente importante que consumamos uma dieta saudável, balanceada e deliciosa. Felizmente, com um pouco de atenção, isso é fácil de conseguir. Os princípios são simples: ao longo do dia, consuma alimentos que tenham os seis sabores básicos que suas papilas gustativas são capazes de identificar e as sete cores básicas que seus olhos são projetados para reconhecer. Ao prestar atenção aos seis sabores e as sete cores, sua dieta será deliciosa e nutricionalmente completa.

Os seis sabores da vida

Do ponto de vista da aiurveda, todas as fontes de nutrição em potencial podem ser categorizadas de acordo com um ou mais dos seis sabores básicos: *doce, ácido, salgado, picante, amargo* e *adstringente*. A estratégia básica, que se mantém válida quer você esteja grávida ou não, é ter alimentos representando todos os seis sabores em sua dieta numa base diária. Isso assegurará que você mantenha o equilíbrio apropriado de carboidratos, proteínas e gorduras com níveis abundantes de vitaminas e minerais essenciais. A variedade é fundamental para uma dieta saudável e balanceada. Vamos examinar cada um dos sabores em mais detalhe.

O SABOR DOCE

Se você ouvir seu corpo, durante a gravidez naturalmente será atraída por alimentos doces. Isso não significa que você estará consumindo grandes quantidades de açúcar refinado. Qualquer alimento que seja nutritivo e traga satisfação tem um componente doce. A doçura é característica de alimentos que engordam. Alimentos doces são abundantes fontes de energia, porém fontes mais pobres de informações. A energia componente dos alimentos é quantificada pela medida de calorias que contém. Alimentos ricos em calorias contêm carboidratos, proteínas e gorduras. Cada grama de carboidrato e proteína contém em torno de quatro calorias, enquanto que cada grama de gordura contém nove calorias.

A categoria de alimentos doces inclui leite, queijos, manteiga e nozes, tofu, pães, massas, cereais, legumes e hortaliças ricos em amido, frutas doces, azeites e óleos e todos os produtos de origem animal. Além de suas propriedades de aumentar a massa corporal, alimentos doces são reconfortantes e têm efeito amaciante sobre os tecidos. Se você olhar para seu carrinho de mantimentos na fila para o caixa, reconhecerá que alimentos que possuem sabor doce constituem o maior componente de uma dieta saudável. Um equilíbrio salutar de alimentos nesta categoria é essencial para fornecer a quantidade adequada de proteínas, ácidos graxos essenciais e calorias para seu bebê em desenvolvimento.

O SABOR ÁCIDO

O sabor ácido é uma característica dos ácidos orgânicos. O ácido cítrico e o ácido ascórbico, encontrados em frutas cítricas, bagas, e tomates; o ácido lático, encontrado no queijo e no iogurte; e o ácido acético, presente em picles e molhos de saladas, todos possuem sabor ácido. Alimentos ácidos auxiliam na digestão, estimulam o apetite e ajudam a mover os alimentos pelo trato digestivo. Uma dieta saudável inclui doses regulares do sabor ácido, principalmente através da ingestão de frutas, bagas e tomates. Frutas doces como maçãs, abricós, uvas, ameixas e abacaxis também têm sabor ácido. Frutas que trazem sabor ácido fornecem quantidades essenciais de vitamina C e flavonoides, que são necessários para o desenvolvimento saudável das células e o funcionamento normal do sistema imunológico.

O SABOR SALGADO

Nós emergimos do oceano há muitos milhões de anos e ainda o trazemos em nosso sangue. Salgado é o sabor do oceano e temos um impulso inerente de buscar fontes de sal em nossa dieta. Na sociedade ocidental é muito mais provável que você obtenha sal demais em vez de sal a menos em sua dieta, mas os sistemas de seu organismo não poderiam funcionar sem uma quantidade diária de cloreto de sódio. Além do sal de mesa, que deve ser usado com moderação, o sabor salgado está presente no molho de soja, nos frutos do mar e nos produtos feitos com algas marinhas.

O SABOR PICANTE

O sabor picante é mais comumente descrito como "de tempero forte" ou "apimentado". O sabor picante resulta de óleos essenciais que estimulam as membranas mucosas. Descobriu-se que esses óleos são ricos em substâncias antioxidantes, o que explica por que especiarias têm sido usadas ao longo de milênios para preservar alimentos. O sabor picante estimula a digestão, ajuda a aliviar a náusea, limpa e descongestiona o sinus e o trato respiratório e é ligeiramente laxativo. Muitos alimentos possuem sabor picante, inclusive cebolas, alho-poró, alho, chalotas, cebolinhas verdes, rabanetes, pimentas e pimentões. Já foi demonstrado que muitos desses alimentos ajudam a reduzir os níveis de colesterol no sangue, a baixar a pressão sanguínea e a reforçar o sistema imunológico. Além disso, muitas especiarias usadas em culinária tais como cravo, canela, pimentas-de-caiena, pimenta-do-reino, tomilho, orégano, alecrim, manjericão e noz-moscada são de ligeira a moderadamente picantes, realçam os sabores e são suplementos promotores da saúde para qualquer dieta.

Uma das especiarias picantes mais importantes é a raiz de gengibre. Esse apreciado tempero medicinal e culinário tem sido usado ao redor do mundo para estimular a digestão e aliviar a náusea. Estudos usando a raiz de gengibre no tratamento do enjoo matinal demonstraram que é moderadamente eficaz. Uma vez que você desejará evitar medicamentos desnecessários durante a gravidez, tomar um chá de gengibre ou mascar um pequeno pedaço de raiz de gengibre pode ser uma forma segura e eficaz de aliviar a náusea incômoda que é um sintoma tão comum no primeiro trimestre da gravidez. As dietas ocidentais tendem a ser fracas no que diz respeito ao sabor picante, mas existem indicações abundantes de que acrescentar um pouco de pungência a suas refeições faz bem às suas papilas gustativas e à sua fisiologia.

O SABOR AMARGO

Amargo é o sabor de verduras e legumes verdes e amarelos. Seu sabor amargo se deve à estimulação de receptores específicos na língua, que monitoram os níveis de certas substâncias químicas em sua comida. Muitos dos mais importantes componentes naturais promotores de saúde de verduras, conhecidos como fitonutrientes ou fitoquímicos (do latim *phyto* "planta") têm um gosto amargo. Esses incluem substâncias naturais que combatem doenças, reforçam o sistema imunológico e promovem o crescimento, tais como flavonoides, polifenóis e terpenos.

Alimentos amargos incluem brócolis, acelga, berinjela, espinafre e abobrinha verde. Verduras de folhas abundantes e bem verdes são consideradas amargas, bem como muitas ervas de uso comum em culinária e de uso medicinal, tais como endro, sálvia e camomila. O sabor amargo pode estimular a digestão e tem um efeito desintoxicante sobre o organismo.

O SABOR ADSTRINGENTE

Alimentos adstringentes têm efeito contrativo-adstringente e secativo sobre as membranas mucosas. A nutrição ocidental geralmente não considera a adstringência como um sabor separado, mas as substâncias químicas responsáveis por este efeito "contrativo" têm muitos benefícios fortalecedores para a saúde. Alimentos com sabor adstringente incluem maçãs ácidas, aspargos, pimentões verdes, uvas-do-monte, romãs e espinafre. Alguns dos melhores alimentos adstringentes são favas, feijões e legumes. Lentilhas, grãos-de-bico, grãos de soja e ervilhas são excelentes fontes de proteína vegetal, carboidratos complexos e fibras. Também fornecem doses saudáveis de cálcio, magnésio e ácido fólico.

Na virada do século vinte, as fontes vegetais de proteínas de nozes, favas e ervilhas constituíam uma proporção bem mais alta da dieta americana. Ao longo dos últimos cem anos, nós substituímos a maioria dessas fontes de proteínas vegetais por proteínas animais. Acompanhando essa mudança, observamos um aumento acentuado de doenças cardíacas e vários tipos de cânceres. Existem várias indicações que sugerem que reduzir sua ingestão de proteína animal e aumentar a ingestão de proteínas de origem vegetal de alta qualidade pode melhorar sua saúde atual e futura.

As cores dos alimentos

Substâncias fitoquímicas não são responsáveis apenas pelos sabores e cheiros de seus alimentos; elas também formam a base de sua cor. Em seu livro maravilhoso *What Color Is Your Diet?*, David Heber, M.D., nos recorda que a expansão da paleta visual de sua dieta aumenta seu valor nutricional. Assuma o firme propósito de consumir uma dieta colorida, rica de belas verduras e legumes, frutas, favas, feijões e cereais, e você tirará proveito da inteligência promotora da saúde que a natureza oferece. De uma perspectiva evolucionária, um dos motivos pelos quais você é capaz de perceber as sete cores do arco-íris é para que possa distinguir um morango maduro, vermelho e suculento de um verde ou uma deliciosa banana amarela de uma ainda verde. A dieta ocidental, com sua ênfase sobre marrons e beges, é bastante sem graça, tanto da perspectiva visual quanto nutricional. Exemplos de alimentos de várias cores são dados abaixo. Você perceberá que, naturalmente, comemos muitos alimentos vermelhos, alaranjados, amarelos, e verdes, mas é preciso mais atenção para encontrar alimentos do lado azul do espectro. Enriqueça sua dieta com cores e a enriquecerá com nutrientes também.

Nutrição colorida

COR	EXEMPLOS
Vermelho	Morangos, pimentões vermelhos, toranja rosada, tomates, melancia, beterraba, rabanete
Laranja	Laranjas, melão cantalupo, cenouras, abricós, manga
Amarelo	Abóbora amarela, bananas, cebolas, pêssegos, milho
Verde	Brócolis, abobrinha verde, espinafre, ervilhas e vagens verdes, feijão-de-lima
Azul	Mirtilo, milho azul
Índigo	Berinjela, amoras-pretas, ameixas frescas, ameixas secas, feijão-preto
Violeta	Uvas, couve galega, repolho crespo, batata-roxa, manjericão roxo

Uma dieta balanceada na gravidez

A gravidez não é um momento para nutrição radical. Independentemente de suas preferências pessoais em termos de dieta, você tem obrigação de se certificar de que suas seleções de alimentos sejam plenamente nutritivas para você e seu bebê por nascer. A essência da maternidade está em estender seus limites em benefício de seus filhos. Se você precisa ser mais expansiva ou mais seletiva em seus hábitos alimentares de modo que seu futuro bebê crie um corpo saudável, veja essas mudanças como uma oportunidade de cultivar flexibilidade, um traço que lhe será muito útil na criação de seus filhos.

Existem alguns princípios básicos que se aplicam à nutrição durante a gravidez. Seja criativa na maneira como segue estes princípios, mas lembre-se de que sua dieta é a dieta de seu bebê por nascer.

1. COMA ALIMENTOS NUTRITIVOS.
Nos meses finais da gravidez, você poderá sentir que sua capacidade para ingerir alimentos diminui devido à pressão de seu útero em crescimento sobre seus órgãos digestivos. Cultive o hábito logo no princípio da gravidez, de modo a não desperdiçar calorias com alimentos sem qualquer valor nutricional. Em vez de ceder à vontade de comer batatas fritas e biscoitos doces, prefira frutas frescas, iogurte e cereais integrais. Isso não significa que você não possa saborear uma deliciosa iguaria todos os dias; apenas que deve estar consciente do valor nutricional de tudo que permite entrar em seu corpo.

2. OUÇA SEU APETITE.
Durante a maior parte do século dezenove e a primeira metade do século vinte, recomendava-se que mulheres grávidas reduzissem sua ingestão de alimentos e limitassem o aumento de peso. Em resultado disso, eram comuns problemas associados ao nascimento de bebês abaixo do peso, inclusive uma suscetibilidade maior a infecções e desenvolvimento neurológico retardado. A prescrição para limitar o ganho de peso originava-se do reconhecimento de que bebês pequenos tinham partos mais fáceis que os grandes.

Nós hoje sabemos que um programa nutricional bem balanceado naturalmente resulta em bebês maiores e mais saudáveis. De maneira geral, um ganho de doze a dezesseis quilos resulta em bebês mais saudáveis. Estes quilos a mais são compostos do seguinte:

Bebê: 3 1/2 quilos
Útero: 1 quilo, cento e quarenta gramas
Placenta: 454 gramas
Líquido amniótico: 907 gramas
Seios da mãe: aumento de 1 quilo e trezentos gramas
Sangue da mãe: aumento de 1 quilo e oitocentos gramas
Ganho total de peso: 12 quilos ou mais.

Ouvir seu apetite é a melhor maneira de assegurar que você ganhará peso na proporção correta, que é de poucos quilos no primeiro trimestre e cerca de quatrocentos e cinquenta gramas por semana durante o resto de sua gravidez. Ouvir seu apetite significa comer quando você está com fome e parar quando estiver satisfeita. Uma forma útil de considerar seu apetite é visualizar um medidor de saciedade, em que 0 é completamente vazio e 10 é empanturrado. A regra geral é comer quando estiver no nível três e parar quando estiver no nível sete. O nível 3 significa que você está com muita fome e pensando em comida, mas não está sentindo pontadas de fome. O nível sete significa que você está satisfeita, mas ainda tem cerca de um terço de seu estômago vazio. Evitar o impulso de comer até estar empanzinada maximiza sua capacidade digestiva e assegura que você esteja obtendo a ingestão calórica apropriada.

3. CONSUMA QUANTIDADES ADEQUADAS DE PROTEÍNAS DE ALTA QUALIDADE.

Alimentos ricos em proteínas fornecem os aminoácidos essenciais para um desenvolvimento fetal saudável. Proteínas são componentes indispensáveis de células, enzimas e muitos hormônios. As proteínas que você ingere são metabolizadas em seu estômago e na porção inicial de seu intestino delgado. Os aminoácidos resultantes são absorvidos mais abaixo no trato digestivo e sintetizados nas estruturas essenciais de seu corpo e do corpo de seu bebê.

A ingestão recomendada de proteínas para uma mulher grávida é de aproximadamente 0,5 gramas por 0,454 gramas de peso corporal. Se você pesa 54 quilos e 500 gramas, deveria estar comendo 60 gramas de proteínas por dia. Ou seja: (54,500 ÷ 0,454 = 120; 0,5 x 120 = 60). Exemplos do conteúdo de proteínas de uma variedade de alimentos estão listados a seguir:

Conteúdo de proteína

ALIMENTO	QUANTIDADE	GRAMAS DE PROTEÍNA
Leite	1 xícara	9
Queijo tipo requeijão	56,69 gramas	9
Ovo	1 inteiro	6
Feijão ou ervilhas	1/2 xícara seco, cozido	8
Nozes tostadas	1/2 de xícara	6-7
Manteiga de amendoim	1 colher de chá	4
Hortaliças	1/2 xícara	1-2
Frutas	1/2 xícara	1-2
Massa ou arroz	1/2 xícara, cozido	2
Pão, trigo	1 fatia	2-3
Peixe, ave, carne	86 gramas, cozida	15-25

Seu corpo não é capaz de sintetizar oito aminoácidos essenciais em quantidades adequadas e, portanto, você deve ingeri-los por meio de fontes externas à alimentação. Todos esses oito aminoácidos estão presentes em laticínios e produtos de origem animal, porém um ou mais geralmente são deficientes em fontes de proteína vegetal. Isto não significa que você não possa obter proteínas de alta qualidade numa dieta totalmente vegetariana, mas significa que deve ser extremamente cuidadosa em combinar quantidades abundantes de favas, feijões, ervilhas, nozes, grãos integrais, frutas, verduras e legumes. Se você for vegetariana, é muito mais fácil e seguro seguir uma dieta lacto-ovo durante a gravidez, consumindo laticínios e ovos. Em benefício de seu meio ambiente, de seu bebê por nascer e de si mesma, consuma apenas leite, queijos e iogurtes orgânicos e ovos de galinhas criadas soltas, tipo "caipira", que não tomem hormônios.

4. CONSUMA ALIMENTOS QUE CONTENHAM ÁCIDOS GRAXOS ÔMEGA-3 E ÔMEGA-6.
Ácidos graxos essenciais são necessários para o desenvolvimento normal dos sistemas nervoso e imunológico do feto. O feto extrai os ácidos graxos necessários da circulação da mãe, que deve consumi-los em sua dieta. Existem duas categorias principais de ácidos graxos essenciais, comumente conhecidas como ácidos graxos ômega-3 e ômega-6. A maioria das dietas ocidentais é rica em ômega-6, mas relativamente deficiente em ômega-3. Os ácidos graxos ômega-6 são abundantes na maioria dos óleos extraídos de sementes e nozes, tais como de amêndoas, milho, açafrão, gergelim, girassol e nozes. Óleos de sementes contêm níveis relativamente baixos de ácidos graxos ômega-3 à exceção dos óleos de semente de linhaça, de canola e de soja. A maioria das hortaliças e legumes verdes é rica em ácidos graxos ômega-3, mas uma vez que há escassa gordura nas hortaliças, a dose total de ácidos graxos ômega-3 de hortaliças é limitada.

Óleos de peixe contêm quantidades abundantes de ácidos graxos ômega-3, mas existe uma preocupação crescente de que peixes predatórios (tubarão, peixe-espada, cavala e pintado), bem como peixes de água doce, contenham níveis potencialmente nocivos da toxina metilmercúrio. A agência governamental Food and Drug Administration aconselhou mulheres grávidas a evitar comer esses peixes e a limitar sua ingestão de outros frutos do mar a 340 gramas por semana. O atum está na área cinzenta porque os atuns maiores são vendidos em filés e têm concentrações mais altas de mercúrio, enquanto os atuns menores, com frequência, comercializados pela indústria de peixes enlatados, têm níveis mais baixos. O mercúrio liberado por instalações industriais entra em nossos suprimentos de água através do ar e do solo e se concentra nos peixes. Já se comprovou que o consumo de peixes contendo mercúrio por mulheres grávidas pode alcançar níveis nocivos, que podem prejudicar o desenvolvimento neurológico dos bebês por nascer.

O único recurso é prestar muita atenção ao acrescentar alimentos que sejam fontes de ômega-3 à sua dieta. Cozinhe com óleo de canola ou óleo de soja, acrescente sementes de linho tostadas em suas saladas e verduras ligeiramente fritas e coma algumas nozes todos os dias. Se você comer peixe, não exagere e evite aqueles que são conhecidos por ter risco mais alto de contaminação por mercúrio.

5. TOME UM SUPLEMENTO PRÉ-NATAL DE VITAMINAS DE ALTA QUALIDADE DURANTE TODA A GRAVIDEZ

Mesmo com a melhor das intenções de ingerir uma dieta balanceada, você não quer correr o risco de ter uma deficiência nutricional enquanto estiver grávida. Muitas de suas necessidades de nutrientes essenciais aumentam durante a gravidez, inclusive uma necessidade maior de cálcio, magnésio, fósforo, ferro e vitamina D. Sua necessidade de vitaminas antioxidantes (A, C, E) sobe entre 10 e 20 por cento. A atividade metabólica aumentada durante a gravidez acarreta a necessidade ligeiramente maior de vitaminas do tipo B. Uma das vitaminas B, o ácido fólico, foi identificado como um nutriente de importância fundamental, que, se estiver em nível deficiente, pode causar defeitos no desenvolvimento do cérebro e da medula espinhal do bebê. Tomar um suplemento de ácido fólico é considerado prudente; a maioria dos complexos de vitaminas pré-natais, que devem ser tomados diariamente, contém uma dosagem de 800 mcg.

Todas as vitaminas e minerais essenciais são imprescindíveis para um bebê saudável, mas é possível tomar uma dose excessiva. O excesso de vitamina A foi associado a uma variedade de defeitos de nascença, de modo que atualmente as recomendações são de consumir menos de 10 mil unidades internacionais (UIs) por dia. Entre uma dieta balanceada e um bom suplemento polivitamínico padrão, você facilmente assegurará que tanto você quanto seu bebê estejam bem nutridos. Converse com seu médico, ou a pessoa fazendo o acompanhamento de sua saúde, e pergunte quais são as recomendações dele ou dela, mas não substitua a boa alimentação por suplementos de vitaminas.

Comer com consciência

Sob a perspectiva corpo-mente, a nutrição não está limitada apenas aos alimentos que consumimos. O meio ambiente no qual comemos, nosso estado emocional, as conversas que mantemos durante a refeição são tão essenciais para a excelência da nutrição quanto os alimentos que estamos comendo. A maneira como comemos é tão importante quanto aquilo que comemos. Experimente o exercício da página 85 para ter uma experiência clara de como comer de maneira consciente.

Ingestão de vitaminas e minerais durante a gravidez

NUTRIENTE	DOSE DIÁRIA RECOMENDADA (QDR/RDA)	SUPLEMENTO PADRÃO DE VITAMINA PRÉ-NATAL
Vitamina A	4000 UI	2500-5000 UI
Vitamina D	400 UI	400 UI
Vitamina E	24 UI	40 UI
Vitamina C	60 mg	60-120 mg
Vitamina B 1	1,1 mg (*Tiamina*)	1,6–3 mg
Vitamina B 2	1,3 mg (*Riboflavina*)	1,8–3,4 mg
Nicotinamida	15 mg	17–20 mg
Vitamina B 6	1,6 mg (*Piridoxina*)	4 mg
Folato	400 mcg	800 mcg

Vitamina B 12	2 mcg	12 mcg
Cálcio	1200 mg	200-250 mg
Magnésio	280 mg	100 mg
Ferro	15 mg	28–90 mg
Zinco	12 mg	25 mg
Iodo	150 mcg	150–200 mg
Cobre	2 mg	2–3 mg

UI = unidade internacional • mg = miligramas • mcg = microgramas.

Exercício

Este é um exercício divertido de fazer com um parceiro ou com uma amiga. Escolha três tipos diferentes de alimentos para usar neste exercício. Por exemplo, você poderia escolher uma fatia de laranja, algumas passas e algumas sementes de girassol. Agrupe suas escolhas em três pilhas separadas.

Feche os olhos e sente-se tranquilamente por alguns minutos. Sinta-se inspirar e expirar e permita que seu corpo relaxe. Observe o espaço dentro de seu corpo e continue respirando trazendo o ar para este espaço interior até se sentir bem à vontade. Agora abra os olhos e escolha um item dos três tipos de alimentos. Olhe atentamente e repare em sua cor e textura. Como é senti-lo enquanto você o segura entre os dedos? Repare em seu aroma. Lentamente feche os olhos e ponha essa porção de alimento na boca. Sinta as sensações enquanto ela entra em seu corpo. Repare no sabor e na textura quando você começa a mastigar. Experimente as sensações de sua língua movendo o alimento dentro da boca. Você gosta ou não gosta do sabor? Esse sabor está deflagrando quaisquer lembranças? Espere até a porção estar completamente liquefeita antes de engolir. Você pode senti-la se mover descendo pelo esôfago e para dentro do estômago? Em que medida seu estômago está cheio?

Depois que acabar de comer a primeira porção, fique sentada sossegadamente por alguns momentos e reflita sobre as coisas que lhe chamaram a atenção. Você pode, por exemplo, descobrir que sabores e texturas são mais vibrantes. Reflita sobre como é se sentir presente em cada aspecto do ato de comer. Quando se sentir pronta, experimente um outro tipo de alimento. Repita o processo. Repare em todas as sensações que este novo alimento traz à sua percepção. Saboreie cada mordida. Depois que tiver engolido, continue sentada tranquilamente mais uma vez. Quando estiver pronta, experimente o último tipo de alimento. Preste atenção nas diferenças e nas similaridades dos sabores, sensações, aromas e lembranças evocadas por cada porção de alimento. Quando se sentir pronta, abra os olhos e conte sua experiência para seu parceiro.

Pratique o ato de comer com consciência. A maioria de nós não dedica o tempo necessário para apenas sentar e comer. Somos ocupados demais e vivemos comendo enquanto fazemos outras coisas, comendo e falando, comendo e trabalhando, comendo até enquanto dirigimos. Nós nos esquecemos de que, por si só, comer é uma experiência deliciosa, merecedora de nossa plena atenção. Quando você comer com consciência, perceberá como cada mordida nutre seu corpo, mente e alma. Escolha uma refeição esta semana para comer em silêncio, prestando atenção nos sabores, sensações e aromas que nutrem você.

Técnicas de inteligência corporal para a gravidez

Aqui estão algumas sugestões para expandir sua apreciação a cada refeição.

- Faça suas refeições em um ambiente sossegado e arrumado. Evite comer quando estiver aborrecida.
- Elimine de sua vida o álcool, a nicotina e as drogas não receitadas.
- Faça um esforço para eliminar ou reduzir a cafeína, lembrando-se de que chocolate e refrigerantes geralmente contêm cafeína.

- Respeite seu apetite. Você pode ficar com fome muitas vezes por dia, especialmente quando sua gravidez estiver mais avançada. Coma quando sentir fome e pare quando estiver saciada.
- Não coma em excesso; deixe cerca de um terço de seu estômago vazio, para ajudar a digestão.
- Coma em um lugar confortável; mantenha-se consciente do processo.
- Coma alimentos frescos recém-preparados. Alimentos ligeiramente cozidos são preferíveis a alimentos crus ou cozidos demais.
- Dê preferência a frutas, verduras e cereais.
- Dê preferência a laticínios de baixo teor de gordura, amêndoas e mel.
- Reduza alimentos e bebidas muito gelados.
- Beba bastante água potável natural, em temperatura ambiente, todos os dias.
- Sente-se silenciosamente por alguns minutos depois de acabar sua refeição.
- Respeite os desejos que porventura tiver, mas satisfaça-os com consciência.
- Inclua todos os seis sabores em cada refeição.
- Tome quaisquer suplementos de vitaminas recomendados por seu médico.

A cada pedaço de alimento que come, você ingere um universo de experiências. Muitas coisas contribuíram para criar as cenouras em seu prato: a chuva, a luz do sol, as nuvens, as plantas e os animais no ecossistema da fazenda onde a cenoura cresceu. O fazendeiro e os relacionamentos dele, o solo, insetos, minhocas e passarinhos, o cultivo e a produção da colheita, os motoristas de caminhão, o mercado de alimentos e o gerente de produtos. Quanto mais você considerar quantas coisas mais estão envolvidas na criação de seus alimentos, mais você terá de se maravilhar com a teia da vida e como você e seu bebê estão inextricavelmente urdidos nela. Esteja atenta quando escolher os alimentos que come, pois não está escolhendo apenas para você, está escolhendo também para seu bebê por nascer.

Vivifique por meio de sua atenção

• Ponha as mãos sobre a barriga algumas vezes ao longo do dia e envie pensamentos amorosos a seu bebê por nascer.

• Escreva todos os dias em seu diário sobre suas experiências.

• Logo no início da gravidez, plante uma árvore ou arbusto florido para simbolizar o crescimento de seu bebê em seu ventre. Depois que a criança nascer, vocês poderão cuidar da planta juntas.

• Leia histórias encantadoras e poesia sensível em voz alta para seu bebê e ouça músicas bonitas e relaxantes todos os dias.

• Faça uma massagem de óleo diariamente em si mesma antes do banho.

• Difunda um aroma enquanto estiver ouvindo música, tomando um banho de imersão na banheira ou meditando para criar a associação entre a fragrância e o estado de consciência relaxado.

• Certifique-se de incluir todos os seis sabores disponíveis em suas refeições ao longo do dia.

• Escolha fazer refeições ricas em cores, aroma e textura.

• Esteja atenta enquanto fizer suas refeições. Faça pelo menos uma refeição por semana em silêncio, dedicando-lhe sua plena consciência.

CAPÍTULO 4

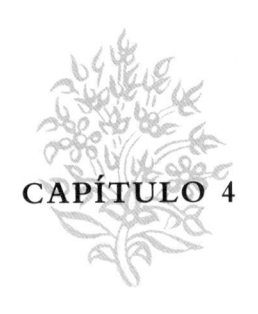

Mantendo o seu equilíbrio

*Não há nada tão antigo quanto a infância.
A antiguidade imutável nasce nos lares
Uma vez após a outra sob a forma de um bebê;
Ainda assim, o frescor, a beleza, a doçura e a inocência
Que possuía nos primórdios da história
Ainda são os mesmos hoje.*

— RABINDANATH TAGORE

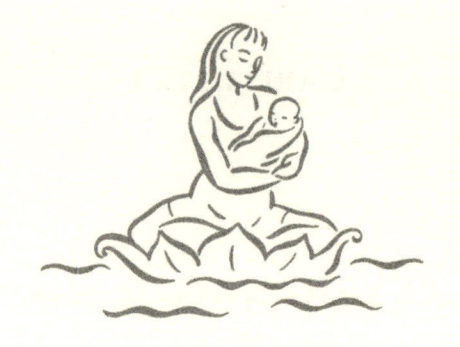

Seu bebê por nascer tem uma conexão direta com seus pensamentos e emoções. Em resultado desse elo de comunicação íntimo, a família que espera o bebê assume uma nova responsabilidade. Tanto para seu benefício quanto para o de seu bebê por nascer, é essencial que você cultive a capacidade de manter seu equilíbrio enquanto estiver enfrentando o estresse e as tensões diárias inevitáveis da vida. Aprender a se manter centrada durante os altos e baixos lhe será muito útil durante toda a gravidez e durante a vida inteira.

Nós aprendemos muito a respeito de estresse durante os últimos setenta anos. Sempre que você se sente física ou emocionalmente ameaçada, seu corpo e mente se alteram e passam para um modo de proteção. Seu coração bate mais depressa e mais forte. Você respira mais rapidamente. Suas glândulas adrenais lançam hormônios de estresse, inclusive adrenalina e cortisol em sua corrente sanguínea e a taxa de açúcar em seu sangue sobe. Seu corpo transpira e seu sangue coagula um pouco mais facilmente. Estas mudanças fisiológicas preparam você para reagir agressivamente com o estresse, seja ao lutar ou fugir. Esta reação tornou-se conhecida como resposta de fuga ou luta. Se a fonte de seu estresse é um tigre selvagem tentando comê-la como almoço, o impulso de pegar um galho ou correr para o alto de uma árvore é adaptativo e tem o potencial de salvar sua vida. Se a fonte de seu estresse for um engarrafamento de tráfego na hora do *rush* ou o atraso de um voo, ativar a resposta de fuga ou luta não vai lhe fazer bem algum.

Com o passar do tempo, trazer à tona, repetidamente, a resposta de estresse por fim acaba por predispor você a doenças que variam de fadiga crônica a moléstias cardíacas.

Estudos já demonstraram que quando você injeta os hormônios do estresse, adrenalina e noradrenalina em um animal calmo, ele reage como se estivesse enfrentando uma ameaça estressante. O coração do animal dispara, sua pressão sanguínea sobe e ele se agita. Quando a mãe grávida está ansiosa, estressada, ou em estado atemorizado, os hormônios do estresse liberados em sua corrente sanguínea atravessam a placenta e chegam ao bebê. O bebê por nascer responde ao estresse da mãe de maneira semelhante.

Um estudo feito por um obstetra da Áustria, Dr. Emil Reinold, explorou com que rapidez a ansiedade da mãe provoca uma reação do bebê por nascer. Reinold informou a um grupo de mulheres grávidas que iria examinar seus bebês com certa máquina de ultrassom. Depois de lhes pedir que se deitassem e relaxassem, e deixando que soubessem que estava esperando que o bebê ficasse calmo, disse às mães (sabendo que sua afirmação provocaria ansiedade) que o bebê não estava se movendo. Em todos os casos, segundos depois que as mães recebiam essa informação, os bebês começavam a chutar.

No princípio dos anos 1980, depois de um terremoto na Itália, mulheres grávidas foram estudadas com ultrassom. Cada uma das mães estava ansiosa e assustada em resultado do terremoto, e seus bebês por nascer haviam se tornado incomumente ativos em resposta ao estresse das mães. A maioria desses bebês permaneceu agitada durante várias horas depois do incidente e então muitos mostraram-se inativos durante até três dias antes de voltarem a se acomodar em seu nível de atividade normal. Sob intenso estresse materno, o feto ativa sua própria resposta de fuga ou luta, por vezes ficando exausto.

Em nossos cursos *Magical Beginnings* lecionados no Chopra Center, pedimos às mães grávidas assistindo às aulas de preparação para o parto que prestem atenção a suas tensões e estresses durante uma semana, observando se seus bebês mostram alguma resposta. As mães consistentemente relatam que quando se sentem estressadas, seus bebês com frequência reagem chutando. Elas repetidamente reparam que ruídos altos tais como cachorros latindo, sirenes tocando, buzinas soando, e pessoas gritando fazem com que seus bebês reajam. O bebê por nascer é um ser consciente e senciente com pensamentos, sentimentos e lembranças próprias. Seu bebê pode ter experiências de prazer, dor, medo, estresse e serenidade, em resposta às experiências e reações da mãe.

Centenas de estudos já confirmaram que as substâncias químicas liberadas pelo corpo da mãe grávida são transportadas para o útero e afetam o bebê por nascer. O estresse maternal influencia o fluxo de sangue uterino. O estresse ativa o sistema endócrino da criança por nascer e influencia o desenvolvimento do cérebro fetal. Crianças nascidas de mães que tiveram uma gravidez intensamente estressante têm mais probabilidade de ter problemas comportamentais mais adiante na vida. Esses estudos não indicam que toda vez que você se irrita e se aborrece com alguma coisa, está causando prejuízos a seu bebê por nascer. Em vez disso, esperamos que eles a motivem a lidar com suas dificuldades cotidianas com um estado mental tão equilibrado quanto possível.

Um amigo nosso neonatalogista, o Dr. Jamison James, relata a história de dois bebês prematuros sob seus cuidados na unidade de tratamento intensivo neonatal. Nascidos prematuros de sete meses, eles estiveram na unidade de tratamento intensivo neonatal na mesma ocasião. Um era o bebê de uma mulher viciada em heroína. O outro era filho de uma executiva muito poderosa que havia trabalhado até o dia em que entrou em trabalho de parto prematuro. Embora esses dois bebês viessem de mães oriundas de ambientes socioeconômicos vastamente diferentes, apresentaram problemas semelhantes no hospital. Ambos tinham índices acelerados de frequência cardíaca e dificuldade de respirar, e eram extremamente agitados. Embora tivessem estado incubados em mães de mundos muito diferentes, tinham uma coisa em comum: ambas as mães tinham estado sob uma tremenda quantidade de estresse durante a gravidez.

Seu bebê por nascer não pode controlar as escolhas que você faz nem as suas reações ao mundo e, portanto, não pode controlar as sensações que ele vivencia. Se você está vivendo sob condições de estresse, seu bebê as viverá com você. Os estresses podem ser emocionais ou físicos. Um estudo fascinante publicado pelo Dr. Michael Lieberman monitorou as respostas de bebês por nascer ao hábito de fumar de suas mães. Ele descobriu que os bebês ficavam agitados alguns segundos depois que suas mães tragavam o cigarro. O índice de frequência cardíaca dos bebês, movimentos de chutar, e movimentos respiratórios aumentavam. Ainda de maior significância foi a observação de que, quando essas mães simplesmente pensavam em fumar um cigarro, os bebês tinham respostas agitadas semelhantes.

Não podemos assegurar que nossas vidas sejam livres de estresse, mas podemos aprender a reduzir nossa reatividade aos desafios da vida. Exatamente como nossos corpos/mentes são pré-programados para responder a ameaças de maneira agressiva, temos a capacidade de responder com a consciência em repouso às circunstâncias ao longo do dia. Aprender a estar atenta às situações que deflagram suas reações de estresse é o primeiro passo importante para reduzi-las.

Como administrar o estresse

Exercício

Ao longo de uma semana observe as situações, circunstâncias, pessoas e acontecimentos que deflagram seus sentimentos de estresse. Cada vez que você se observar reagindo, troque de posição, passe para o modo de espectadora. Identifique onde você sente a sensação de estresse dentro de seu corpo e repare se seu bebê chuta ou apresenta alguma outra resposta a seu estresse.

Mantenha seu diário à mão, de modo a poder registrar suas observações.

Depois de uma semana de registros no diário, encontre um lugar tranquilo e, com seu diário, marca textos e caneta, desenhe uma imagem tosca de riscos retratando a si mesma no centro de uma página de papel. Desenhe uma imagem de seu bebê crescendo dentro de seu ventre. Enquanto estiver relendo suas observações das situações e circunstâncias que catalisaram seus transtornos, observe como seu corpo sente seu estresse. Use os marca textos para identificar esses lugares em seu desenho de riscos toscos, escolhendo uma cor diferente para cada situação estressante. Ao lado de cada ponto em que você tiver marcado seus sentimentos estressantes, escreva algumas palavras para descrevê-los. Para reforçar a conexão entre seus sentimentos e os de seu bebê por nascer, desenhe linhas dos pontos de estresse em seu corpo para sua barriga.

Ao olhar para seu retrato, pense sobre seu bebê, seu corpo, e sobre as maneiras através das quais pode reduzir o estresse. Reflita sobre como você pode cuidar melhor, nutrir e favorecer a si mesma e a seu bebê a cada dia. Dedique alguns momentos a registrar seus pensamentos no diário.

A seguir, oferecemos algumas sugestões para reduzir os efeitos do estresse sobre você e seu bebê.

- Quando você sentir a sensação de estresse, respire fundo, longa e lentamente, algumas vezes. Sinta-se trazendo o oxigênio para dentro de seu corpo e imagine-o infundindo sua barriga.
- Massageie sua barriga quando perceber que está estressada. Enquanto passar a mão na barriga, deixe que seu bebê saiba que vocês dois estão bem.
- Dedique algum tempo todos os dias para relaxar sossegadamente.
- Faça caminhadas ao ar livre em meio à natureza.
- Tome um banho de imersão aromático.
- Escute música que faça com que você se sinta feliz.

- Sente-se aninhada junto de seu parceiro ou de um amigo íntimo.
- Presenteie-se com uma massagem.
- Pratique meditação.

Encontrando o silêncio/ liberando o estresse

Qual é o valor da meditação para futuros pais? Existem benefícios em muitos níveis. Sob uma perspectiva fisiológica básica, a meditação é o antídoto perfeito para o estresse. Durante um encontro estressante, o índice de frequência de batimentos de seu coração e sua pressão sanguínea sobem, sua respiração se torna rápida e superficial e suas glândulas suprarrenais bombeiam hormônios de estresse para fora. Durante a meditação, o índice de frequência de batimentos de seu coração e sua pressão sanguínea se normalizam e os níveis de hormônios de estresse baixam. A meditação fortalece a saúde mental e a física.

> Eu nunca encontrei outro templo tão bem-aventurado quanto meu próprio corpo.
> – SARAHA

Quando a mãe dedica tempo para aquietar a mente e buscar seu centro, as mudanças fisiológicas calmantes que são invocadas através da meditação também são transmitidas ao bebê. Os níveis de hormônios de estresse caem, a oxigenação melhora e o bebê por nascer recebe os benefícios psicológicos e fisiológicos do estado de consciência em repouso.

Fora do tempo concreto da prática, a meditação ajuda você a se tornar menos reativa a encontros estressantes. Muitos estudos já demonstraram que pessoas que meditam regularmente são mais adaptáveis, tanto mentalmente quanto fisicamente, às

Mantendo o seu equilíbrio 97

dificuldades da vida. Pessoas que meditam têm menos ansiedade e depressão. Elas apresentam índices mais baixos de pressão sanguínea e têm menos probabilidade de usar drogas receitadas ou não para regular seus humores. Aproveitar a oportunidade de se conectar com um aspecto mais profundo de seu ser permite que você fique mais centrada, menos reativa, mais responsiva, menos ansiosa, mais criativa e menos presa aos hábitos em todos os aspectos de sua vida. Como resultado desse estado de consciência e percepção expandido, você é capaz de usar sua energia mais eficientemente e apreciar mais sua vida e sua família.

A meditação a ajudará a silenciar seus diálogos interiores de modo que você possa estar plenamente presente em suas experiências a cada momento. Isso permitirá que você esteja mais plenamente aberta a si mesma enquanto se transforma em mãe, ao mesmo tempo em que traz atenção e cuidado a seu corpo enquanto você cresce e depois dá luz a seu bebê. A meditação é a ferramenta mais importante para expandir a consciência. Ela lhe oferece a oportunidade de voltar sua atenção para dentro. Normalmente, sua consciência e percepção estão voltadas para fora, através de seus sentidos, para os sons, as sensações, visões, os sabores e cheiros do mundo ao seu redor. A meditação é o processo de se desligar de seus sentidos de modo a poder experimentar o silêncio expandido em seu íntimo. Esse domínio da consciência e percepção é a fonte de seus pensamentos e sentimentos. Embora esteja além da atividade mental, ele dá origem a toda a criatividade, insight, compreensão e conhecimento. Acessar diariamente esse campo de percepção e consciência através da meditação encoraja sua identidade a se tornar mais expansiva, mesmo em meio à vida cotidiana.

Na vida de cada um de nós há um influxo constante de mudança. Podemos ver isso em nossa vida do dia a dia, à medida que pessoas vão e vêm, à medida que nossos sentimentos, pensamentos e percepções se alteram, à medida que inspiramos o ar mais profunda ou mais superficialmente, como a imagem de nosso corpo se altera com a passagem do tempo, e à medida que cada esta-

> Meu íntimo me ouve, o maior dos espíritos, o Mestre, está próximo, desperta, desperta! Corre, vai aos pés dele Ele está parado, junto de tua cabeça agora mesmo. Estivestes adormecido por milhões e milhões de anos. Por que não despertar esta manhã?
>
> — KABIR

ção muda – todos esses aspectos de nossas vidas estão continuamente se transformando. O desafio é aprender a refinar nossa consciência de modo a podermos estar uns com os outros plenamente nessas experiências.

Existem muitas técnicas eficazes de meditação. A essência da meditação é a alteração do foco de sua consciência e percepção dos objetos de experiência para aquele que vive a experiência. Na vida cotidiana, nossa atenção se move constantemente de uma experiência sensorial para outra. Você escuta o rádio, beberica seu café, lê o jornal da manhã, sente o pedal do acelerador sob seu pé, ouve conversas em seu telefone, e sente o cheiro dos morangos no mercado. Sua percepção consciente está continuamente sendo seduzida para o mundo externo. Durante a meditação, você abandona seu apego às experiências de seus sentidos e se torna íntima com quem está vivendo a experiência. Você muda seu ponto de referência dos objetos da experiência para a testemunha alerta da experiência. Sua identidade muda do ego para o espírito, de consciência constrita para consciência expandida.

Meditação mantra

Experimente esta técnica simples de meditação que usa sua respiração e um mantra de respiração para aquietar a atividade mental e levá-la a um estado de consciência em repouso.

Encontre um lugar tranquilo em que você não vá ser incomodada. Desligue a campainha do telefone e comunique à sua família que você gostaria de ter vinte minutos de privacidade. Encontre um lugar confortável para se sentar com as costas apoiadas, mas não apoie a cabeça. Respire fundo algumas vezes e permita que a tensão se libere de seu corpo. Feche os olhos e simplesmente torne-se consciente da atividade de sua mente. Observe como seus pensamentos vêm e vão sem nenhum esforço de sua parte. É próprio da natureza da mente gerar formas de pensamento espontaneamente.

Fique atenta para sua respiração. Observe o fluxo de entrada e de saída de sua respiração, sem tentar conscientemente influenciar o ritmo de sua respiração. Mantenha uma atitude de inocência, sem resistir nem prever qualquer experiência em particular. Silenciosamente comece a repetir o mantra "so-hum" com sua respiração. Pense na palavra "so" quando inspirar e "hum" quando expirar. A repetição mental silenciosa não requer que esses sons sejam pronunciados claramente. Eles são leves impulsos repetidos sem nenhum esforço.

> *O que existe diante de nós e o que existiu e ficou para trás não passa de trivialidade se comparado com o que existe dentro de nós.*
>
> – RALPH WALDO EMERSON

Por vezes sua atenção se afastará do mantra e se tornará absorvida em um pensamento. Por vezes você poderá se tornar consciente de sons em seu ambiente. Uma sensação em seu corpo poderá, ocasionalmente, desviar sua atenção da repetição suave do mantra. Sempre que você perceber que sua atenção se desviou do "so-hum" para um outro pensamento, som ou sensação, delicadamente traga sua atenção de volta para o mantra.

Continue esse procedimento por cerca de vinte minutos. Quando esse tempo tiver passado, permita que sua consciência flutue livremente. Espere alguns minutos antes de abrir os olhos e retomar suas atividades.

Compreendendo suas experiências na meditação

Todas as experiências durante a meditação se encaixam em uma de quatro categorias: (1) silenciosamente repetir o mantra, (2) ter pensamentos (3) adormecer, ou (4) entrar na lacuna entre pensamentos. Cada uma delas é sinal de que você está praticando meditação corretamente. Vamos examiná-las individualmente, com mais detalhe.

O MANTRA

Um mantra é um som com uma vibração agradável que não envolve seu intelecto. É uma palavra sem significado que, portanto, não mantém sua consciência aprisionada no nível da análise ou da compreensão. Como o mantra não deflagra as associações que palavras normais desencadeiam, ele age como um veículo para vivenciar a experiência de formas de pensamento em níveis mais sutis de desenvolvimento.

Quando você puser sua consciência no mantra, poderá observar que ela muda em ritmo, nível ou clareza. Uma mudança em sua percepção do mantra sugere que você está experimentando expressões menos localizadas dele; não resista a mudanças no mantra. Sempre que você perceber que não está mais repetindo o mantra, delicadamente volte sua consciência para ele.

PENSAMENTOS

De início, logo que as pessoas começam a meditar, reclamam que estão tendo pensamentos demais. Embora possa não ser uma sensação muito confortável quando a mente está ativa, é um passo importante ter consciência da atividade de sua mente. Antes de começar a meditar, a maioria das pessoas nunca teve o pensamento "Eu estou tendo pensamentos demais". A tecnologia da meditação começa o processo de presenciar e ser testemunha da atividade mental. Essa mudança de posição de estar presa em seus pensamentos e tornar-se testemunha alerta dos pensamentos é a mudança do ego para o espírito.

Quando você está absorvida numa sequência de pensamentos, não existe nada que possa fazer. Em algum momento, contudo, o pensamento "Eu não estou pensando o mantra" surgirá em sua mente. Quando você tiver esse pensamento, delicadamente mude o foco de sua atenção de volta para "so-hum".

ADORMECER

Você pode adormecer durante sua meditação. Se estiver fatigada e se permitir a oportunidade de relaxar, seu corpo poderá aproveitar a oportunidade de tirar um cochilo. Não lute contra o impulso de adormecer. Permita ao seu corpo ter o descanso de que precisa. Quando você acordar, passe pelo menos cinco minutos pensando no mantra ou se concentrando em sua respiração de modo que sua mente esteja clara quando retomar suas atividades.

A LACUNA

Finalmente, você poderá ter a experiência de sentir sua mente ficar silenciosa enquanto você mantém plena consciência. Nós descrevemos essa experiência como deslizar para dentro da "lacuna" entre os pensamentos. A consciência é mantida, mas não há quaisquer objetos de percepção. Esse é o domínio do estado de consciência pura... do espírito. Sua percepção consciente foi além de seu ambiente, além de seu corpo, e além de sua mente. Nesse estado de pura percepção consciente, você vislumbra a realidade de que sua natureza essencial não está localizada no tempo e espaço.

A meditação abre seus canais de percepção, permitindo-lhe entrar num lugar de quietude pacífica que existe dentro de você. Esta quietude é sua fonte de felicidade, paz e criatividade. Sua mente se cala, seu corpo relaxa profundamente. Seu bebê sentirá a quietude e o relaxamento que você está gerando em seu corpo e no corpo dele.

Criar uma criança desde a concepção até a idade adulta inevitavelmente apresentará dificuldades. A maneira como você lida com essas dificuldades se reflete na qualidade de sua vida e molda as vidas de seus filhos. Não se espera que você seja perfeita no sentido de que nunca se sentirá sobrecarregada, frustrada ou irritada, mas ter uma gravidez consciente e viver uma vida consciente significa se dedicar a crescer em termos de sabedoria, paz, harmonia e amor. Significa assumir um compromisso de aprender com suas experiências, de maneiras capazes de aumentar o nível de bem-estar para você e sua família. Ser pai e criar filhos com consciência é um exercício de equilíbrio. À medida que você assume a responsabilidade de assegurar a segurança e a nutrição de seus filhos, também é importante ter consciência de que seus filhos são seres espirituais com seus próprios corpos, mentes, almas e destinos.

A ioga da gravidez

A ioga é uma poderosa forma de exercício que encoraja a flexibilidade do corpo e da mente. Se você ainda não praticou ioga, agora é o momento de fazê-lo. Considere-a como um presente que você se dá e dá a seu bebê por nascer.

A prática da ioga reduzirá seu estresse diário, e desse modo amenizará seu ambiente interior para seu bebê. À medida que se alongar nas posturas, você aprenderá a relaxar naturalmente e a começar a confiar na sabedoria inata de seu corpo. A ioga desperta a harmonia mente/corpo, tornando mais fácil para você fazer para si mesma as escolhas que são boas tanto física quanto emocionalmente. As posturas da ioga também podem auxiliar a aliviar muitos desconfortos da gravidez, uma vez que liberam a tensão de seu corpo. À medida que se torcer e se alongar, você aprenderá a ceder e relaxar nos lugares que lhe parecem tensos e fora de equilíbrio. Sua percepção consciente mudará a posição de estar em sua mente ativa para estar em um lugar profundo e tranquilo em seu íntimo.

Você descobrirá que sua respiração é um de seus maiores aliados na jornada rumo ao interior. A ioga ajuda você a ouvir seu corpo, suas necessidades, e as necessidades de seu bebê por nascer. Você se descobrirá se sentindo muito intuitiva e equilibrada em todos os aspectos de sua vida, que a ajudarão durante o trabalho de parto e o nascimento. As posturas da ioga darão mais flexibilidade às suas articulações e, ao mesmo tempo, tônus aos seus músculos durante a gravidez.

A postura da borboleta

Sente-se na beira de um cobertor com os calcanhares e as solas dos pés unidos à frente. Puxe os pés para dentro em direção a seu corpo, de modo que fiquem confortavelmente próximos. Descanse as mãos nos dedos dos pés ou sobre os pés. Feche os olhos e alongue o corpo por meio da coluna.

Deixe que suas nádegas afundem, acomodando-se no cobertor. Sinta-se alongar para cima e ao mesmo tempo em que se solta e relaxa para baixo.

Repare como suas coxas começam a relaxar para fora, para os lados.

Respire fundo e devagar algumas vezes, ponha as mãos no chão ou sobre um cubo bem diante dos pés, relaxando os cotovelos o máximo que puder e permitindo que seus ombros se soltem para baixo. Respire fundo algumas vezes, lentamente trazendo o ar para dentro da barriga, e então deslize as mãos mais à frente sobre o chão, até chegar ao ponto máximo de alongamento. Deixe seu corpo mergulhar para frente nesse alongamento e sinta suas coxas se soltando para os lados ainda mais; permita que a base de sua coluna se solte para baixo em direção à terra. Permaneça nessa posição, respirando bem devagar e relaxada, de cinco a dez vezes.

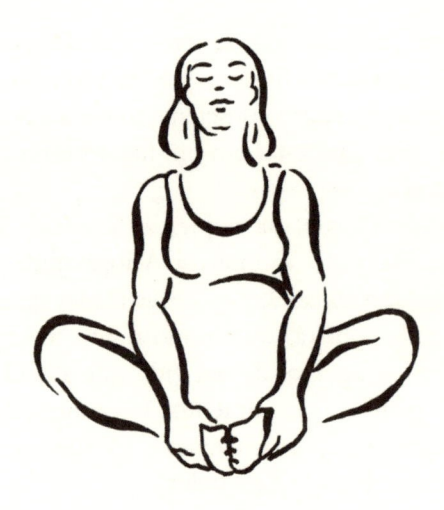

Para sair dessa postura, traga as mãos uma a uma lentamente de volta em direção ao corpo e então alongue seu torso, pescoço e cabeça até estar de novo em posição ereta.

BENEFÍCIOS DA POSTURA DA BORBOLETA

Sua pélvis consiste de quatro placas de osso mantidas unidas por músculos e ligamentos. Esses formam sua cintura pélvica. Seu bebê passará através do anel de sua cintura pélvica durante o nascimento. Ao longo de toda a gravidez, seu corpo libera hormônios que ajudam a amaciar esses ligamentos, em preparação para o parto. Aumentar a flexibilidade de sua pélvis permite que ela se mova e se alargue, tornando mais fácil que seu bebê abra seu caminho durante sua jornada para entrar neste mundo.

A postura do gato e da vaca

Ponha-se de quatro no chão, apoiada nas mãos e nos joelhos. Seus joelhos devem estar confortavelmente separados, com as mãos apoiadas, alinhadas com seus ombros, as palmas viradas para baixo e os dedos abertos ao máximo. Deixe seu pescoço e cabeça se pendurarem para baixo, enquanto encolhe os dedos sob os pés. Comece a arredondar as nádegas de modo que você sinta um alongamento na parte inferior da coluna. Pressione as palmas das mãos suavemente contra o chão a partir do cóccix, comece a arredondar a coluna para cima em direção ao teto, uma vértebra de cada vez, e traga seu queixo para dentro em direção ao peito. Mantenha-se nessa posição arredondada enquanto respira profundamente. Lentamente libere o corpo de volta ao centro, alinhando a cabeça com a coluna.

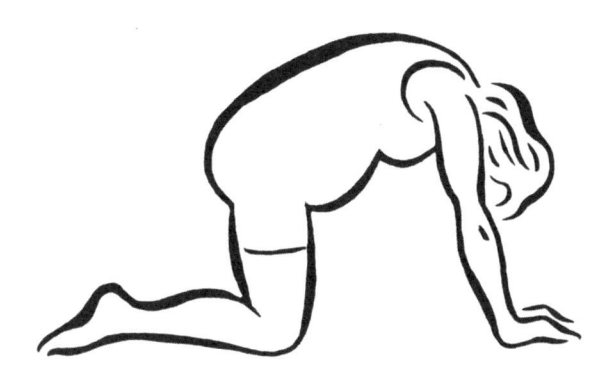

Relaxe a barriga, permitindo que ela mergulhe em direção ao chão. Simultaneamente, comece a apontar as nádegas em direção ao teto, de modo a criar um pequeno arco na parte inferior das costas. Levante a cabeça e pescoço suavemente para o alto como se estivesse olhando para alguém à sua frente. Imagine enviar sua respiração para baixo para dentro da coluna e a parte inferior das costas.

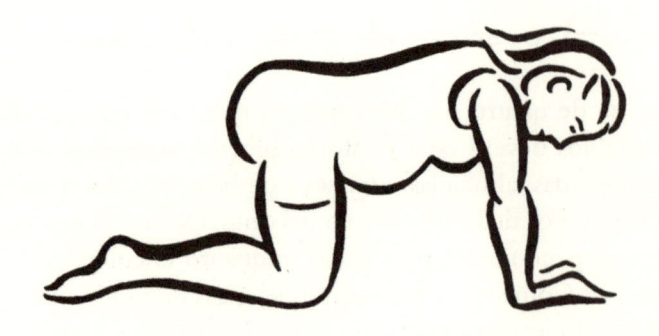

Continue a fazer o movimento para trás e para frente, repetindo as duas partes dessa postura – arredondar e arquear as costas. Observe onde você se sente contraída e onde se sente solta, Respire, levando o ar a esses pontos.

BENEFÍCIOS DA POSTURA DO GATO E DA VACA

Esta postura aumenta a flexibilidade da coluna e a mobilidade dos quadris. Exercitar-se nesta postura quando você estiver sentindo dor na base da coluna ajudará a alongar os músculos que estão contribuindo para seu desconforto. A Postura do Gato e da Vaca também pode ser realizada durante e entre as contrações do trabalho de parto. Já se sugeriu que esta postura pode ajudar a rotação de bebês que estejam de nádegas ou de joelhos.

A postura agachada

Da posição apoiada nas mãos e nos joelhos da Postura do Gato e da Vaca, comece a andar com as mãos para trás em direção aos joelhos. Levante os joelhos do chão. Apóie-se nos pés e permita que os calcanhares se soltem em direção ao chão. Se seus calcanhares não se apoiarem confortavelmente, ponha um cobertor dobrado debaixo deles. Permita que suas nádegas se soltem e relaxem e alongue o cóccix e a base da coluna em direção aos calcanhares.

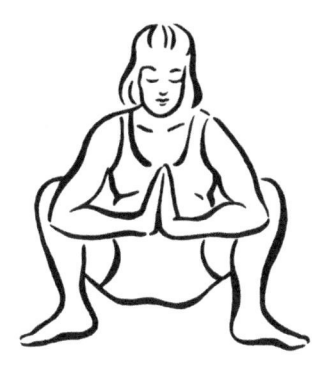

Se você não se sentir confortável agachada sem apoio, coloque um cobertor enrolado entre as pernas e sente no cobertor numa posição agachada. Junte as palmas das mãos e dos dedos diante do coração. Posicione os cotovelos entre os joelhos e use os cotovelos para separar e afastar bem os joelhos. Deixe que seu pescoço e sua cabeça pendam para a frente confortavelmente e relaxe a base de sua pélvis.

Quando você inspirar da próxima vez, visualize trazer oxigênio e nutrição para você e seu bebê. Quando exalar, permita que toda a sua base pélvica fique solta, relaxada, bem mole. Inspire nutrição, e quando exalar, libere qualquer contração ou tensão. Continue por mais cinco a dez respirações completas e bem profundas.

Para sair dessa postura, libere suas mãos unidas e os cotovelos, posicionando uma das mãos e depois a outra ao lado de suas nádegas. Se você tiver usado um cobertor enrolado, puxe-o de baixo de você e sente-se confortavelmente no chão.

COMO AGACHAR-SE, A PARTIR DE UMA POSIÇÃO DE PÉ

Fique ereta com os pés confortavelmente separados e paralelos. Ponha as mãos sobre as coxas para apoiar-se. Dobre os joelhos e lentamente baixe as nádegas em direção ao chão. Junte as palmas das mãos e os dedos diante do coração. Ponha os cotovelos entre os joelhos e use os cotovelos para afastar os joelhos. Se seus calcanhares não estiverem confortavelmente apoiados no chão, ponha um cobertor dobrado ou um capacho embaixo deles, para apoiá-la.

BENEFÍCIOS DA POSTURA AGACHADA

Mulheres ao redor do mundo inteiro assumem a posição agachada para dar à luz. Essa posição alarga a pélvis e trabalha com a gravidade para auxiliar o bebê a descer pela passagem do útero. Quando praticada durante a gravidez, a postura agachada relaxa a musculatura pélvica. Quer você decida ou não dar à luz nessa posição, essa postura pode facilitar o trabalho de parto e reduzir as probabilidades de lacerações de tecidos do períneo.

Elevações pélvicas

Deite-se de barriga para cima em seu cobertor com os pés, ligeiramente separados, apoiados no chão e os joelhos apontados para o teto. Alongue o pescoço e permita que seus ombros relaxem. Deixe seus braços descansarem paralelos ao seu corpo. Alinhe os joelhos separados com seus quadris. Faça pressão e força nos calcanhares e levante as nádegas do chão o máximo que puder, elevando e pressionando o osso púbico em direção ao teto.

Alongue os joelhos para fora sobre os dedos dos pés enquanto suas nádegas continuam a se elevar. Relaxe a cabeça, pescoço, ombros e braços e respire fundo e lentamente várias vezes.

Agora, a partir da parte superior de suas costas, comece a baixar sua coluna, liberando uma vértebra de cada vez até suas nádegas estarem apoiadas confortavelmente no chão. Repita esse movimento quatro ou cinco vezes.

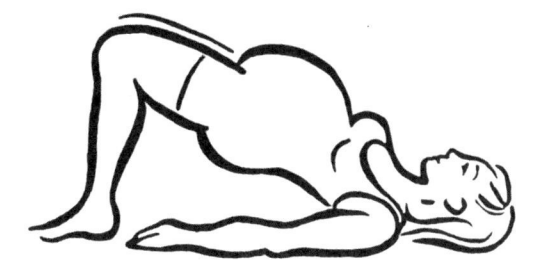

BENEFÍCIOS DA ELEVAÇÃO PÉLVICA

Esta é uma outra postura útil para melhorar a flexibilidade da coluna e aliviar a congestão nos músculos da base da coluna. Também ajuda a promover melhor circulação na área pélvica e massageia seus órgãos internos.

A postura do pombo

Comece por ajoelhar-se e ficar apoiada nos joelhos e nas mãos. Arraste o joelho direito para a frente entre as mãos e deslize o calcanhar direito em direção ao quadril esquerdo. Estenda a perna direita para trás, mantendo o peito do pé e o joelho direitos voltados para o chão. Enquanto ainda está apoiada nas mãos, comece a permitir que seus quadris e pélvis relaxem e desçam em direção ao chão. Lentamente se abaixe, apoiada nos antebraços.

Se você sentir que precisa de mais espaço para sua barriga e o bebê, deslize seu antebraço direito em direção à parte interna do joelho direito. Ponha um cobertor enrolado debaixo dos braços, quadris, ou nádegas, se quiser mais apoio. Permita que sua cabeça e pescoço relaxem pendendo para a frente, para aumentar o alongamento. Vire os cotovelos para fora na lateral e deixe sua cabeça descansar sobre suas mãos. Respire fundo e solte o ar de cinco a dez vezes, mantendo o alongamento.

Repita a postura com a outra perna.

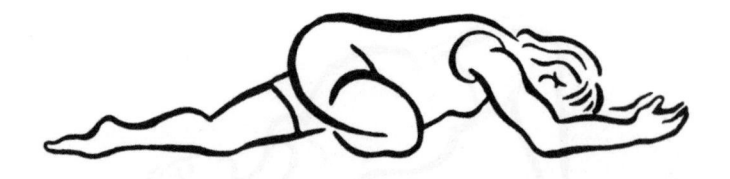

BENEFÍCIOS DA POSTURA DO POMBO

Esta postura ajuda a trabalhar e alongar os músculos ao redor de seus quadris e virilha.

A postura da criança

Comece por ajoelhar-se e ficar apoiada nos joelhos e nas mãos, empurre o cobertor dobrado para a sua frente. Separe bem os joelhos para criar espaço para seu bebê. Seus pés devem estar virados para dentro, com os dedos de ambos os pés próximos uns dos outros. Leve as nádegas para trás, pressionando-as contra os calcanhares e permita que a base de sua coluna se alongue. Dobre os cotovelos e abaixe-se sobre os antebraços. Se estiver confortável, estenda os braços mais para a frente sobre o cobertor. Apoie a testa na borda do cobertor, assegurando-se de que pode respirar sem dificuldade. Relaxe o pescoço, ombros, torso, barriga, base da coluna e nádegas, respire fundo e exale de cinco a dez vezes.

Traga sua consciência para seu bebê e imagine sua respiração flutuando ao redor dele.

Para sair da Postura da Criança, posicione as palmas das mãos junto aos ombros, pressione-as contra o chão e levante primeiro a cabeça e depois o tronco. Finalmente, levante-se toda para uma posição ereta.

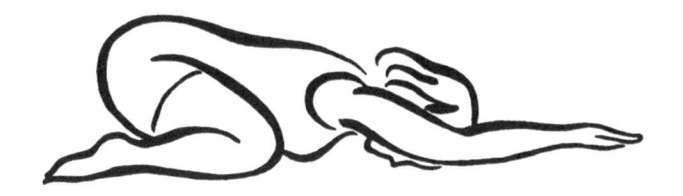

BENEFÍCIOS DA POSTURA DA CRIANÇA

Esta é uma postura repousante, que ajuda a liberar a tensão nos músculos de suas costas e quadris, enquanto permite que os músculos de sua barriga se descontraiam e relaxem. Ela ajuda a aumentar a flexibilidade de seus ligamentos/articulações pélvicas e alarga o espaço em toda a sua pelve.

Torção simples

Sente-se na beira de um cobertor dobrado com as pernas cruzadas à sua frente. Ponha a mão direita às suas costas sobre o cobertor, com a base da palma ao lado das nádegas. Pressione a palma para baixo e alongue a coluna. Estenda a mão esquerda para o lado, atravessada sobre o corpo e apoie-a sobre o joelho direito.

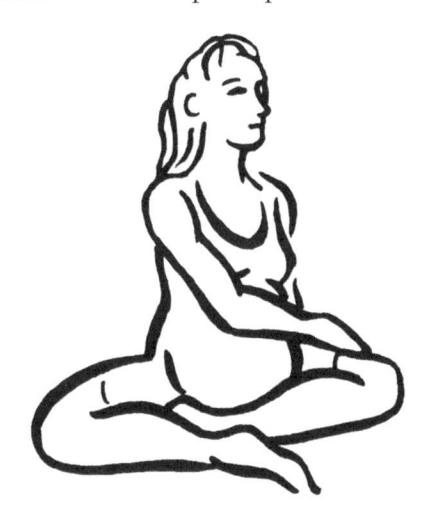

Inspire profundamente. À medida que começar a liberar o ar, comece a torcer o torso para a direita, começando pela cintura. Continue a torção pelo tórax, pescoço e queixo. Respire fundo mais uma vez e veja se consegue contorcer-se um pouco mais.

Para sair da postura, relaxe o braço de trás e suavemente permita que seu torso retorne ao centro. Então repita o procedimento, fazendo a torção para o lado esquerdo.

BENEFÍCIOS DA TORÇÃO SIMPLES

Durante esta postura, seus órgãos abdominais internos são massageados, enquanto seus músculos da coluna se alongam delicadamente. As pessoas relatam uma sensação de maior vitalidade depois de fazer a torção em ambas as direções.

Postura de rotação do estômago

Deite-se no chão de barriga para cima. Dobre os joelhos e traga-os para dentro em direção ao peito, repousando os braços na lateral do corpo com as palmas das mãos viradas para cima. Gire os quadris e pernas dobradas ao máximo para a direita e permita que suas pernas se apoiem no chão, com as coxas posicionadas em um ângulo confortável em relação à sua barriga.

Ponha a mão esquerda sobre a perna direita, para dar-lhe algum apoio. Se seus joelhos não se tocarem ou se você quiser mais apoio para as pernas, ponha um cobertor dobrado ou um travesseiro entre as coxas. Vire o pescoço e a cabeça para a direção oposta à de seus joelhos e permita que seu ombro direito relaxe contra o chão. Se seu braço direito estiver desconfortável, dobre o cotovelo direito e ponha a mão direita sobre as costelas para sustentá-las ou ponha um cobertor debaixo das costelas e braço para ter mais apoio.

Respire lentamente algumas vezes, levando o ar para a barriga e permita que seu ombro direito relaxe em direção ao chão.

Mantenha-se nessa postura por cinco ou dez inalações e exalações, e então role as coxas de volta para o centro. Ponha os braços ao redor dos joelhos e balance os quadris lentamente de um lado para outro. Então repita o processo, rolando seu corpo para o lado direito.

BENEFÍCIOS DA POSIÇÃO DE ROTAÇÃO DO ESTÔMAGO

Esta é uma postura relaxante para o corpo inteiro. Ela auxilia a digestão e a excreção ao gentilmente massagear seus órgãos internos. Também ajuda a alongar e a aliviar desconforto nos músculos da base e do meio da coluna, e pode ajudar a aliviar dores ciáticas.

Exercícios Kegel (Tonificadores do colo do útero)

Os músculos do colo de seu útero sustentam seus órgãos pélvicos e abdominais. Durante a gravidez, os músculos do colo do útero sustentam seu útero em expansão e o bebê. Você pode conscientemente aprender a fortalecer esses músculos ao contraí-los e relaxá-los durante o dia.

Para explicar esse exemplo, faremos os exercícios de colo do útero na posição sentada de pernas cruzadas, mas você pode fazer exercícios Kegel em qualquer lugar e em qualquer posição.

ELEVADOR KEGEL

Sentada de pernas cruzadas, feche os olhos e traga sua consciência para as paredes de sua pelve – o espaço circular que rodeia sua uretra, vagina e ânus. Contraia os músculos ao redor do ânus, e depois ao redor da vagina e uretra. Continue a contrair esses músculos para dentro e para cima, em direção à sua barriga. Imagine que você está movendo sua energia das paredes de sua pelve para o seu abdome, como se estivesse subindo num elevador. Mantenha a contração por algumas respirações e então lentamente relaxe os músculos aos poucos, como se estivesse descendo de volta no elevador para o primeiro andar.

Agora, concentre-se em como está sentindo seus músculos nas paredes da pelve e veja se consegue relaxá-los ainda mais. Continue a liberar esses músculos, sentindo-os se relaxar e se abrir.

A ONDA KEGEL

Contraia os músculos ao redor do ânus, depois ao redor da vagina e até a uretra, como se estivesse contraindo esses músculos em direção ao seu osso púbico. Isso dará uma sensação como se você estivesse deixando refluir uma onda sobre as paredes da pélvis do ânus até o osso púbico. Lentamente libere os músculos de sua uretra até o ânus, como se a onda estivesse fluindo de volta em direção à costa. Comece por simplesmente contrair em direção ao osso púbico e descontrair; depois veja se consegue tornar mais lento o movimento para baixo, prenda a respiração para a contração mais profunda e então libere e descontraia e relaxe lentamente.

BENEFÍCIOS DOS EXERCÍCIOS KEGEL

Os exercícios Kegel previnem a ocorrência de incontinência urinária no final da gravidez e no pós-parto. Manter a musculatura de sua pelve bem tonificada melhorará a circulação e poderá prevenir hemorroidas. Os músculos do períneo e do diafragma pélvico formam uma figura com uma forma de oito ao redor da vagina e do ânus. Você usa esses músculos automaticamente quando faz amor e quando resiste à vontade de urinar. À medida que você praticar contrair e relaxar esses músculos, descobrirá que consegue mantê-los na posição contraída por períodos mais longos. Você também terá mais capacidade de mantê-los relaxados quando precisar fazê-lo durante o estágio final do trabalho de parto. Recomendamos que você faça entre cinquenta e cem exercícios Kegel todos os dias.

Ioga para dois

Dedique algum tempo para mover seu corpo conscientemente e tanto você quanto seu bebê por nascer desfrutarão os benefícios. A gravidez afeta todos os aspectos de seu corpo e a ioga oferece a você a oportunidade de usar sua percepção para avivar a cura e a transformação em todo tecido, órgão e célula. A flexibilidade que a ioga cultiva em seu corpo e mente a beneficiarão durante a gravidez, parto e depois disso.

Vivifique por meio de sua atenção

- Ponha as mãos sobre a barriga algumas vezes ao longo do dia e envie pensamentos amorosos a seu bebê por nascer.
- Escreva todos os dias em seu diário sobre suas experiências.
- Logo no início da gravidez, plante uma árvore ou arbusto florido, para simbolizar o crescimento de seu bebê em seu ventre. Depois que a criança nascer, vocês poderão cuidar da planta juntas.
- Leia histórias encantadoras e poesia sensível em voz alta para seu bebê e ouça músicas bonitas e relaxantes todos os dias.
- Faça uma massagem de óleo diariamente em si mesma antes do banho.
- Difunda um aroma enquanto estiver ouvindo música, tomando um banho de imersão na banheira ou meditando, para criar a associação entre a fragrância e o estado de consciência relaxado.
- Certifique-se de incluir todos os seis sabores disponíveis em suas refeições ao longo do dia.
- Escolha fazer refeições ricas em cores, aroma e textura.
- Esteja atenta enquanto fizer suas refeições. Faça pelo menos uma refeição por semana em silêncio, dedicando-lhe sua plena consciência.
- Pratique meditação por vinte ou trinta minutos duas vezes por dia.

- Preste atenção aos sinais de estresse que perceber ao longo do dia e aplique comportamentos de redução de estresse para minimizar seus efeitos prejudiciais sobre você e seu bebê por nascer.
- Pratique posturas de ioga com percepção consciente regularmente, tratando seu corpo com gentileza e respeito.

CAPÍTULO 5

Enfrentando as mudanças

Ó Espírito antiquíssimo,
Que o fogo não pode queimar, a água não pode molhar,
E o vento não pode secar.
Sua alma de alegria imaculada dançou e saltou
Através do vasto oceano da consciência
E veio dar na praia de meu coração.
Além de recordações e antecipações
O universo conspirou para criar você.
Filho do universo, meu filho.
Você é o eterno nascendo no tempo.
Você é o Ser Supremo
Criando um novo mundo.

— DEEPAK CHOPRA

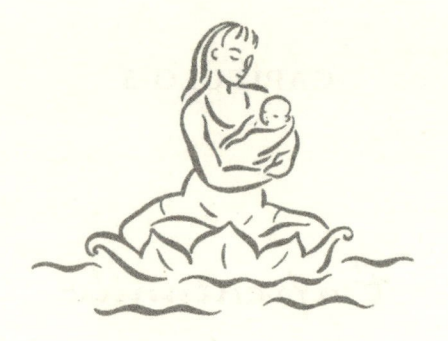

A gravidez é um período de mudanças. Transformações importantes estão ocorrendo em sua fisiologia enquanto seu bebê por nascer se desenvolve. Suportar essas ondas de mudança pode, por vezes, ser difícil, e é natural que se tenham experiências emocionais e físicas de altos e baixos durante a gravidez. Lembre-se de que, embora a travessia possa ter solavancos de vez em quando, um percurso mais suave está logo ali adiante, na próxima esquina. Tente não aumentar seu desconforto ao ser dura consigo mesma por se sentir instável emocional e fisicamente.

Embora em outras ocasiões em sua vida você possa ter-se sentido tentada a fazer uso de um medicamento para acalmar uma indisposição digestiva, aliviar contrações e dores musculares, ou superar dificuldades para dormir, é melhor evitar a maioria das drogas durante a gravidez. A gravidez, portanto, oferece grande oportunidade para viver a experiência da cura natural. As sugestões apresentadas neste capítulo são oferecidas como abordagens de primeiro momento para desconfortos comuns durante a gravidez. *Elas não visam a substituir o aconselhamento médico apropriado.* Incubar uma nova vida é uma responsabilidade sagrada e, portanto, você não quer correr riscos com a vida de seu bebê por nascer. Isso significa não tomar agentes farmacêuticos desnecessariamente, nem evitá-los quando forem considerados essenciais.

Um bom canal de comunicação entre você e o médico ou a pessoa responsável pelos cuidados de sua saúde é um componente importante de uma gravidez consciente. Nós recomendamos que você aborde todas as opções que estiver considerando ou utilizando com seu médico ou parteira ao longo de toda a sua gravidez e trabalho de parto. Na maioria dos casos, seu conselheiro terapêutico será favorável a que você faça uso de abordagens delicadas e naturais para os pequenos problemas comuns que surgem durante a gravidez.

O enjoo matutino

Quase três em cada quatro mulheres sofrem de náuseas durante o primeiro trimestre da gravidez, e cerca de metade das mulheres que sentem náuseas ficam enjoadas o suficiente para vomitar. Embora esse problema seja mais comumente designado pelo nome de enjoo matinal, o enjoo estomacal no princípio da gravidez, que pode se prolongar pelo dia inteiro, é chamado de *náusea e vômito na gravidez* (NVG). Embora esses sintomas tenham sido cuidadosamente estudados, ainda não se tem certeza do que, exatamente, os causam. Nenhuma mulher grávida recebe bem as sensações desconfortáveis do enjoo matutino, mas isso parece, na verdade, ter impacto positivo. As mulheres acometidas de enjoos e vômitos matinais têm risco substancialmente menor de abortar do que as que não os sentem.

As náuseas geralmente começam na quinta semana de gestação, atingem o auge na décima primeira semana e, tipicamente, cedem e desaparecem na décima quinta ou décima sexta semana. A maioria das mulheres não sofre mais de náuseas durante a segunda metade da gravidez, mas para pequena porcentagem de mulheres as náuseas duram as quarenta semanas inteiras. Numa escala de um a cinco, com cinco sendo as mais intensas, a maioria das mulheres quantifica a intensidade de suas náuseas em nível dois ou três, isto é, o suficiente para estar realmente desconfortável e indisposta, mas sem que isso seja totalmente insuportável.

Vários cientistas já sugeriram que as náuseas matutinas fornecem um mecanismo de proteção para o embrião em fase inicial. A sensibilidade da mãe a muitos alimentos talvez a impeça de ingerir substâncias que poderiam potencialmente ser nocivas ao bebê por nascer. Os alimentos mais comuns pelos quais as mulheres grávidas manifestam aversão durante o primeiro trimestre são carne, aves e peixe, bebidas contendo cafeína, e verduras. Do ponto de vista evolucionário, evitar por parte de nossas mães ancestrais, consumir carnes, potencialmente cheias de parasitas, e verduras, contendo substâncias fotoquímicas potentes, pode ter conferido proteção a seus embriões vulneráveis. A tendência de as mães em tempos modernos terem desejos de comer frutas e sucos de frutas, cereais, amidos, doces e laticínios pode ser o resultado de um processo seletivo que aumentou a probabilidade de que alimentos nutrientes, seguros e caloricamente ricos tenham se tornado a nutrição preferida.

Estudos demonstraram repetidamente que os índices de abortos e de lactentes natimortos são mais baixos em mulheres que têm náuseas. Embora alguns relatos indiquem que a náusea também é associada a um número menor de partos prematuros, recém-nascidos com pesos mais altos, um número mais reduzido de defeitos de nascimento, e maior índice de sobrevivência de recém-nascidos, existe também um número igual de relatos contraditórios que deixam de demonstrar quaisquer benefícios definidos relacionados a esses resultados. Nós sabemos, de fato, que mães acometidas por náuseas comem menos durante seu primeiro trimestre e ganham menos peso. Você pode pensar que isso seja associado a bebês menores e menos saudáveis. Na verdade, menos ganho de peso no primeiro trimestre resulta num aumento de tamanho da placenta, que fornece sangue ao feto em desenvolvimento. À medida que as náuseas diminuem e desaparecem, as mães aumentam sua ingestão de alimentos durante o segundo e terceiro trimestres, seus bebês alcançam peso e tamanho normais e a placenta de tamanho aumentado garante um fornecimento saudável de alimento e oxigênio. Padrões semelhantes de ingestão de alimentos foram relatados em outros mamíferos, inclusive cachorros, macacos e chimpanzés, fundamentando a ideia de que a NVG tenha um propósito.

Como aliviar o enjoo

Saber que náuseas durante a primeira parte da gravidez são um fator de proteção pode lhe dar algum consolo, mas a maioria das mães ficaria muito satisfeita de vê-las desaparecer. Medicamentos usados para tratar as náuseas têm, notoriamente, más reputações, e as companhias farmacêuticas praticamente abandonaram os esforços para produzir novas drogas. Isso abriu caminho para outras abordagens mais naturais.

A maioria das mulheres acometidas por náuseas tenta uma variedade de técnicas para acalmar seu estômago enjoado. Um estudo recente no Canadá revelou que as abordagens mais comuns que mães grávidas usam para combater as náuseas são as seguintes:

Comer alimentos secos	Útil ou relativamente útil para 64%
Deitar-se	Útil ou relativamente útil para 59%
Beber líquidos puros transparentes ou carbogasosos	Útil ou relativamente útil para 52%
Tomar ar fresco	Útil ou relativamente útil para 40%
Concentração mental	Útil ou relativamente útil para 33%

Vale a pena tentar essas abordagens simples para reduzir as náuseas e vômitos da gravidez. Uma lista maior de possíveis remédios inclui gengibre, outras ervas aromáticas, vitamina B_6, e acupressão, que abordaremos em mais detalhe a seguir.

GENGIBRE

O rizoma picante do gengibre é muito apreciado e louvado, ao redor do mundo, há milhares de anos. Contendo um número singular de substâncias químicas naturais, o gengibre é mais frequentemente utilizado para auxiliar a digestão e melhorar a circulação. Estudos realizados na Dinamarca demonstraram que quase três em cada quatro mulheres grávidas obtiveram algum alívio das náuseas ao ingerir gengibre, sem quaisquer efeitos colaterais restritivos. Um outro estudo da Tailândia relatou que mais de 87 por cento das mulheres grávidas usando gengibre tiveram menos náuseas e vômitos (comparadas com menos de um terço das que tomaram um placebo). O gengibre parece ser seguro para a gravidez. Um estudo dinamarquês mostrou que o gengibre não causou problemas quando administrado a camundongos em dosagens muitas vezes mais altas do que as que uma mulher normalmente ingeriria.

A maneira mais fácil de ingerir gengibre é fazer um chá usando uma colher de chá de rizoma de gengibre fresco recém-ralado para duas xícaras de água quente. Adoce o chá com mel e beba aos poucos ao longo do dia. Você também pode mascar meia colher de chá de gengibre fresco ralado misturado com xarope de bordo, quando se sentir nauseada.

OUTRAS ERVAS AROMÁTICAS

Ervas aromáticas são tradicionalmente usadas para estimular a digestão e têm sido empregadas para aliviar as náuseas matutinas. Chás de hortelã ou menta, camomila e canela podem, por vezes, acalmar um estômago nauseado, do mesmo modo que alfafa. Experimente fazer um chá de uma dessas ervas. Ou, como alternativa, experimente intercalar o chá chupando um cravo-da-índia.

VITAMINA B_6

A vitamina B_6 ou cloridrato de piridoxina era um componente do medicamento para as náuseas matutinas, chamado Benedictin, que continha o anti-histamínico succinato de doxilamina. A despeito da ausência de indicações convincentes de toxicidade, o medicamento Benedictin foi retirado do mercado devido a preocupações jurídicas. Existem algumas indicações de que a vitamina B_6 sozinha possa ser útil para reduzir a náusea e os vômitos da gravidez, em dosagens de 25 miligramas a cada oito horas. A maioria dos suplementos de vitaminas pré-natais contém entre 20 e 50 miligramas de vitamina B_6. Embora seja, de maneira geral, segura, a B_6 pode causar toxicidade nos nervos se tomada em dosagens muito altas. Portanto, se você acha que a B_6 é útil para reduzir suas náuseas matutinas, limite sua ingestão a não mais que um total de 75 miligramas por dia. Digno de nota é o fato de que um estudo, que tentou correlacionar as náuseas e vômitos matutinos com baixos níveis de B_6 no sangue, não encontrou qualquer relacionamento entre os níveis da vitamina B_6 e a incidência ou intensidade das náuseas e vômitos matutinos.

ACUPRESSÃO

Número considerável de estudos indicou que a estimulação do ponto de acupuntura Pericárdio 6 (P6) tem efeito antináusea. Esse ponto, conhecido como Neiguan, fica localizado dois dedos acima da dobra do pulso do lado da palma da mão do antebraço. Você pode massageá-lo com o polegar ou usar uma tira elástica apropriada para estimular o ponto. Existe um produto no mercado, Sea-Band Wristband, que é usado por pessoas dadas a sofrer de náuseas e vômitos por causa do balanço do mar.

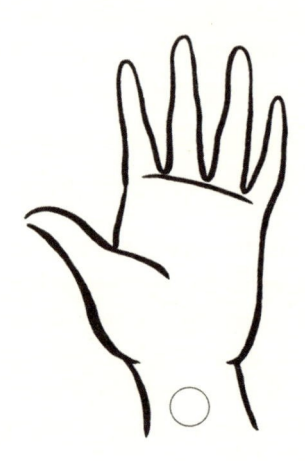

AJUSTES NA DIETA

Tente comer alguns biscoitos tipo bolacha d'água sem sal ou uma fatia de pão tostado ao acordar. Alimentos leves, de fácil digestão, de maneira geral são mais bem tolerados do que os pesados. Faça pequenos lanches de alimentos ricos em proteínas e se esforce ao máximo para evitar alimentos oleosos, frituras e alimentos ricos em gordura. Ouça e respeite as mensagens que seu corpo está enviando.

Outros problemas digestivos

Seu bebê em crescimento faz pressão sobre seus órgãos digestivos, o que resulta em indigestão, azia, gases, e constipação intestinal. Esses pequenos mas incômodos problemas digestivos cedem facilmente com abordagens simples e naturais.

AZIA E INDIGESTÃO

Azia e indigestão são reclamações comuns durante a gravidez, e se manifestam com mais frequência durante o último trimestre. O útero em crescimento esprime o trato digestivo, resultando em congestão e distensão abdominal por gases, forçando ácido para dentro do esôfago e causando azia.

O que ajuda?

- Ingerir refeições menores ao longo do dia inteiro.
- Mastigar bem a comida. Não engolir enquanto ela não estiver totalmente liquefeita.
- Reduzir alimentos oleosos ou gordurosos.
- Comer ou chupar pastilhas de olmo, uma erva que pode aliviar a acidez estomacal.
- Ingerir alfafa, sob a forma de pílulas, chá, ou broto, pode ajudar a aliviar indigestão e azia. A alfafa contém oito enzimas digestivas e é rica em vitaminas A, D, E, e K.

- Consumir leite ou iogurte fresco durante o dia.
- Tomar chá de erva-doce depois das refeições.
- Comer pastilhas mastigáveis de cálcio, para neutralizar a acidez estomacal.
- Mascar um pouco de casca de laranja após as refeições.
- Experimente assar no forno sementes de coentro, cominho ou erva-doce até tostar e comer mastigando bem uma pitada de cada, depois de cada refeição.
- Beber líquidos gaseificados.
- Usar as ervas cardamomo, canela e louro para eliminar os gases.

CONSTIPAÇÃO INTESTINAL

Muitas mulheres sofrem de constipação intestinal durante a gravidez. Isso em parte é atribuído ao hormônio progesterona, que relaxa os músculos lisos do trato gastrintestinal. A pressão exercida pelo bebê em crescimento sobre os intestinos também contribui para a prisão de ventre.

O que ajuda?

- Beber muita água e sucos frescos.
- Praticar exercícios todos os dias.
- Aumentar a ingestão de frutas frescas, saladas e hortaliças.
- Incluir em sua dieta alimentos ricos em fibras.
- Considerar a possibilidade de ingerir alfafa, que pode ajudar a aliviar a constipação intestinal.
- Comer várias ameixas secas e passas por dia.

HEMORROIDAS

Devido ao aumento da pressão abdominal durante a gravidez, a ocorrência de hemorroidas é um problema comum. Com o esforço repetido e intenso que ocorre durante o trabalho de parto, com frequência, elas pioram depois do nascimento. A pressão na barriga e pelve impede o retorno do fluxo sanguíneo, fazendo com que os vasos sanguíneos retais se dilatem. Além disso, níveis mais altos de progesterona durante a gravidez relaxam os músculos lisos, tornando mais lento o fluxo sanguíneo pelas veias.

O que ajuda?

- Fazer exercícios regularmente para melhorar a circulação e o tônus muscular.
- Beber muito líquido.
- Comer mais alimentos ricos em fibras, para reduzir a constipação intestinal e a necessidade de evacuação forçada.
- Considerar a possibilidade de tomar vitamina E, que pode ser útil para manter a elasticidade das veias.
- Reduzir a ingestão de alimentos picantes.
- Auxiliar os vasos sanguíneos a se manterem saudáveis com a ingestão das substâncias químicas naturais encontradas em bagas e cerejas.
- Tomar chá de urtiga ao longo do dia – é excelente para a elasticidade das veias.
- Evitar ficar sentada por longos períodos de tempo.
- Usar hamamélis para dor ou coceira provocada por hemorroidas. Compressas embebidas prontas podem ser encontradas em farmácias de produtos naturais. Você pode aplicar as compressas de hamamélis diretamente no ânus ou banhar uma bolsa de gelo em hamamélis e aplicá-la.
- Experimente pôr uma compressa de consolda (*Simphytum officinale*) no ânus, fervendo algumas folhas e embebendo uma toalhinha limpa na decocção. (A consolda é conhecida por suas propriedades curativas e sedativas da dor.)
- Fazer exercícios Kegel ao longo do dia, para aumentar a circulação no períneo.

INSÔNIA

O sono agitado é quase universal durante a gravidez, especialmente durante o último trimestre.

O que ajuda?

- Praticar exercícios todos os dias.
- Reduzir qualquer atividade mental intensa pelo menos uma hora antes de seu horário habitual de se deitar.
- Fazer uma automassagem, seguida por um banho morno aromático com lavanda ou baunilha.
- Beber uma xícara de chá de camomila antes de se deitar.
- Tomar um copo de leite morno com cardamomo, noz-moscada ou uma pitada de açafrão antes de se deitar.
- Ouvir música relaxante.
- Colocar travesseiros debaixo da barriga e entre as pernas. Um travesseiro longo de corpo inteiro faz maravilhas no final da gravidez.

CONGESTÃO NASAL

Mais de uma em cada cinco mulheres grávidas reclamam de congestão nasal, que é geralmente mais incômoda durante a noite e pode interferir com o sono. A causa exata desse problema não é clara. A congestão nasal na gravidez não é uma reação alérgica e não responde aos remédios habituais. Os hormônios circulantes podem contribuir para o inchaço das membranas mucosas internas do nariz, resultando em congestão e corrimento.

O que ajuda?

- Beber muito líquido.
- Tomar muito ar fresco.
- Usar um vaporizador ou um umidificador.
- Usar um bule *neti*. Ponha um pouco de água salgada aquecida no pote e a administre nas passagens nasais. Depois disso, aplique um pouco de óleo de gergelim ou *ghee** no nariz.

---

* *Ghee* ou *ghi*, tipo de manteiga semilíquida e clareada, feita na Índia. (N. da T.)

- Usar adesivos descongestionantes do tipo vendido em farmácias quando for dormir ou se deitar.

CÃIBRAS NAS PERNAS

Não é incomum sentir cãibras nas pernas à medida que seu corpo tenta se ajustar às rápidas mudanças físicas e hormonais da gravidez. Estudos já relataram que quase metade das mulheres grávidas sofre de cãibras nas pernas, com mais frequência durante a segunda metade da gravidez. Embora elas possam ocorrer durante o dia, são mais comuns e mais intensas à noite.

O que ajuda?

- Praticar exercícios todos os dias.
- Pôr as pernas para o alto com frequência durante o dia.
- Fazer massagens com óleo nas panturrilhas e coxas todos os dias.
- Certificar-se de que você esteja ingerindo quantidade abundante de cálcio e magnésio em sua dieta. Boas fontes naturais de cálcio são vegetais de folhas verdes escuras, algas marinhas, queijos, iogurte, leite de soja, nozes e frutas. Alimentos ricos em magnésio incluem nozes, legumes, grãos de cereais integrais, verduras de folhas verdes escuras, feijão de soja e frutos do mar.
- Converse com seu médico sobre a necessidade de tomar um suplemento de magnésio.
- Tome chá de folhas de framboesa, amora silvestre ou de urtiga.
- Inclua em sua dieta alimentos ricos em vitamina E, tais como germe de trigo, espinafre e frutas secas.
- Para aliviar as cãibras nas pernas no momento em que ocorrerem, alongue o músculo da panturrilha ao dobrar o pé em direção à cabeça e fazer a rotação do tornozelo.
- Aplicar compressas mornas na área com cãibras.

DOR NAS COSTAS

À medida que a gravidez avança, seu corpo expele substâncias químicas que relaxam as articulações e ligamentos, em preparação para o parto. O peso maior de seu bebê em crescimento, aliado ao afrouxamento dos ligamentos, pode provocar dor nas costas.

O que ajuda?

- Praticar exercícios todos os dias.
- Evitar levantar pesos muito grandes e sempre dobrar os joelhos quando levantar objetos abaixo da cintura.

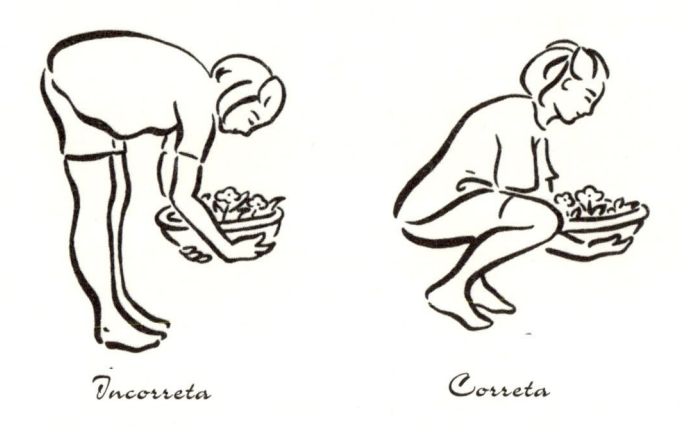

Incorreta   *Correta*

- Praticar ioga.
- Relaxar em um banho morno aromático.
- Receber massagens para relaxar e soltar os músculos tensos.
- Repousar algum tempo todos os dias.
- Aplicar calor úmido nas costas.
- Certificar-se de ingerir dosagens adequadas de cálcio e magnésio em sua dieta.
- Beber muito líquido.
- Dormir com travesseiros debaixo dos joelhos e usar travesseiros para apoiar as costas e a barriga em crescimento.

MUDANÇAS SÚBITAS DE HUMOR

As flutuações súbitas de humor são comuns durante a gravidez. Existem muitas mudanças ocorrendo em seu corpo, que afetam suas emoções. Seja gentil consigo mesma e saiba que muita dessa turbulência emocional é normal. Ter um bebê mudará muito sua vida e sentir alguma ansiedade por causa dessas mudanças é saudável.

O que ajuda?

- Meditar regularmente.
- Praticar ioga.
- Praticar exercícios todos os dias.
- Dedicar algum tempo para relaxar ouvindo música suave e tranquilizante, ou praticando visualizações guiadas.
- Dormir um pouco, sempre que estiver cansada.
- Tomar um banho de imersão aromático.
- Respeitar as mudanças que você está vivenciando e encontrar maneiras de nutrir e acalentar a si mesma.
- Comunicar suas necessidades e preocupações à sua família e seu grupo de apoio social.
- Registrar seus sentimentos em seu diário todos os dias.
- Aumentar sua energia ao comer pequenas refeições ricas em proteínas.
- Beber muito líquido.
- Tomar chás de camomila, folhas de framboesa ou amora silvestre.
- Se a ansiedade ou a depressão estiver interferindo com sua vida diária, certifique-se de imediatamente comunicar seus problemas a seu médico.

INCHAÇÃO

A ocorrência de ligeira inchação nas mãos, tornozelos e nos pés é comum durante as semanas finais da gravidez. As mudanças hormonais associadas à gravidez podem resultar em retenção de líquidos, e seu útero avolumado faz pressão sobre as veias grandes que trazem o sangue de volta ao coração.

O que ajuda?

- Descansar com os pés para cima
- Praticar exercícios todos os dias.
- Evitar usar roupas muito apertadas.
- Evitar ficar sentada por longos períodos, especialmente com os joelhos dobrados e os pés no chão.
- Fazer massagens nos pés, pernas, braços e mãos.
- Pôr os pés de molho na banheira.
- Limitar a ingestão de alimentos salgados, tais como batatas fritas e biscoitinhos tipo aperitivo.

Se a inchação se tornar excessiva, consulte logo seu médico.

INFECÇÕES DO TRATO URINÁRIO

A ocorrência de infecções do trato urinário não é incomum durante a gravidez. O útero em crescimento comprime a bexiga, o que pode impedir seu esvaziamento completo. Quando a urina fica estagnada na bexiga, torna-se fácil que as bactérias cresçam. A composição da urina torna-se menos ácida durante a gravidez e contém níveis mais altos de hormônios, deixando você predisposta às infecções bacterianas. Infecções urinárias são potencialmente perigosas tanto para a mãe quanto para o feto.

O que ajuda?

- Beber muito líquido.
- Tomar suco de oxicoco, que demonstrou ter a propriedade de reduzir a aderência de bactérias às paredes da bexiga.
- Urinar com frequência.
- Limpar-se da frente para trás, para reduzir o risco de introduzir bactérias na bexiga.

- Usar roupas de baixo de algodão. O algodão ventila com mais facilidade que outros tecidos.
- Se você sentir qualquer ardência ou desconforto quando urinar, consulte seu médico.

Quando chamar seu médico ou orientador em questões de saúde

Manter um canal aberto de comunicação entre você e seu médico ou a pessoa que faz seu acompanhamento de saúde é um componente importante de uma gravidez consciente. Você precisa ter um limite baixo de tolerância e logo chamar seu médico ou sua parteira, uma vez que é melhor ser cautelosa demais e descobrir que seu problema é uma variação normal, do que deixar passar um sintoma que pode ser um importante sinal de advertência. A lista a seguir inclui sinais e sintomas que devem ser levados imediatamente ao conhecimento de seu médico:

- Sangramento vaginal.
- Dores abdominais ou cólicas intensas ou persistentes.
- Dores de cabeça intensas ou visão embaçada.
- Falta de ar ou dores no peito.
- Inchação dos tornozelos, mãos ou rosto.
- Eliminação de urina reduzida.
- Ardência ou desconforto ao urinar.
- Febre de 38° Celsius ou mais alta.
- Vazamento de líquido de sua vagina.
- Uma secreção aumentada ou uma secreção de odor pútrido da vagina.
- Diminuição dos movimentos fetais.
- Ganho acentuado de peso.
- Aumento na pressão pélvica antes de trinta e cinco semanas de gestação.
- Contrações ocorrendo mais de quatro vezes por hora.

- Qualquer outro sintoma que a preocupe ou lhe pareça anormal.

Exercício

VISUALIZANDO SEU CORPO

Ponha seu diário, algumas canetas hidrográficas coloridas e uma caneta esferográfica perto de você.

Comece por fechar os olhos por alguns minutos e conecte-se com seu corpo e respiração. Permita que sua consciência viaje através de seu corpo, do alto de sua cabeça até os dedos dos pés. Preste atenção nos lugares onde se sente contraída e onde se sente aberta. Sinta onde sua respiração se move com facilidade. Permaneça com sua respiração por alguns momentos, inspirando e expirando. Sinta cada entrada e saída de ar trazendo-lhe nutrição e energia.

Enquanto estiver sentada, silenciosamente sinta como sua barriga está se tornando mais redonda e mais plena. Traga sua percepção para sua barriga e reconheça como é sentir sua barriga se tornar mais redonda e seu corpo se tornar mais volumoso. Sinta como seu bebê está sendo mantido e acalentado em segurança dentro de seu ventre. Repare em como é sentir ter um bebê crescendo dentro de sua barriga. Sinta sua respiração subindo e descendo dentro de si mesma e observe suas sensações sobre seu corpo mudando de forma e tamanho.

Enquanto continua a sentir sua respiração, permita que sua consciência flua até seus órgãos genitais e seus seios. Observe de que modo você se sente como mulher e como se sente com relação à sua sexualidade. Com sua próxima respiração, reconheça-se como a mãe desse minúsculo bebê. Sinta sua ligação com todas as mães e todas as mulheres. Leve tanto tempo quanto precisar para explorar suas sensações e sentimentos. Quando se sentir completa e pronta, lentamente abra os olhos.

Agora pegue suas canetas coloridas e desenhe um retrato de seu corpo de grávida. Por exemplo, você pode querer marcar os pontos onde se sente contraída e onde se sente aberta em seu corpo. Escolha uma cor para manifestar como você se sente com relação à sua barriga e dentro de seu útero. Permita que o desenho descreva as experiências que você vivencia. Esqueça da necessidade de ser uma grande artista e divirta-se.

Dedique algum tempo a escrever no diário sobre seu desenho e seus sentimentos. Permita que seus pensamentos fluam livremente sem reprimir nada. Libere-se de qualquer julgamento ou crítica sobre seus sentimentos e sensações. Respeite a si mesma completamente.

Vivifique por meio de sua atenção

• Ponha as mãos sobre a barriga algumas vezes ao longo do dia e envie pensamentos amorosos a seu bebê por nascer.

• Escreva todos os dias em seu diário sobre suas experiências.

• Logo no início da gravidez, plante uma árvore ou arbusto florido, para simbolizar o crescimento de seu bebê em seu ventre. Depois que a criança nascer, vocês poderão cuidar da planta juntas.

• Leia histórias encantadoras e poesia sensível em voz alta para seu bebê e ouça músicas bonitas e relaxantes todos os dias.

• Faça uma massagem de óleo diariamente em si mesma antes do banho.

• Difunda um aroma enquanto estiver ouvindo música, tomando um banho de imersão na banheira ou meditando, para criar a associação entre a fragrância e o estado de consciência relaxado.

• Certifique-se de incluir todos os seis sabores disponíveis nas suas refeições ao longo do dia.

• Escolha fazer refeições ricas em cores, aroma e textura.

• Esteja atenta enquanto fizer suas refeições. Faça pelo menos uma refeição por semana em silêncio, dedicando-lhe sua plena consciência.

• Pratique meditação por vinte ou trinta minutos duas vezes por dia.

- Preste atenção aos sinais de estresse que perceber ao longo do dia e aplique comportamentos de redução de estresse para minimizar os efeitos prejudiciais do estresse sobre você e seu bebê por nascer.
- Pratique posturas de ioga com percepção consciente e regularmente, tratando seu corpo com gentileza e respeito.
- Aproveite sua gravidez como uma oportunidade para experimentar abordagens mais naturais de tratamento e cura para pequenos problemas comuns de saúde.
- Sempre que surgirem sintomas desconfortáveis, faça uma lista mental e cheque os itens para se certificar de que esteja dedicando o tempo necessário para relaxar, comer apropriadamente, beber bastante líquidos e se exercitar regularmente.
- Crie e cultive o hábito de manter uma linha de comunicação sempre aberta com seu médico ou a pessoa responsável pelos cuidados com sua saúde e consulte-o logo sobre qualquer problema físico ou emocional que surja.

CAPÍTULO 6

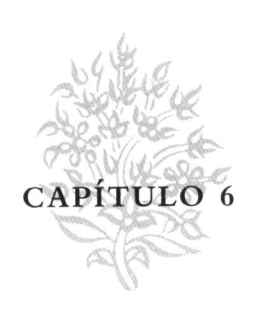

Parceiros no amor

Você é a semente de florestas encantadas de reinos místicos.
Juntos nutriremos nossos desejos
Nos sagrados corredores de nossas almas.
E um dia esses desejos irromperão em chamas,
E nesse avivado ardor,
E súbito esplendor de amor,
Sonharemos um novo mundo de realidade
Vindo da pureza de nossos corações.
— DEEPAK CHOPRA

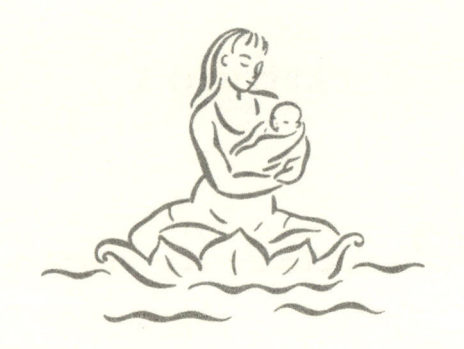

Cada ser humano é urdido com os fios genéticos e comportamentais de seus pais. Os padrões de relacionamento aos quais seu bebê é exposto, antes e depois do nascimento, moldam o bem-estar mental e físico dele. Quer você e seu parceiro criem uma família de núcleo tradicional ou prefiram escolher explorar uma das outras variações modernas para criar seus filhos, desenvolver suas capacidades de comunicação é essencial para uma vida emocional saudável e carinhosa.

A gravidez é um acontecimento marcante no relacionamento de um casal. Quando duas pessoas fazem a escolha de ter um filho ou filha juntas, ambos os parceiros assumem um novo nível de responsabilidade. Em todo relacionamento existem ocasiões em que as necessidades e as expectativas trazem à superfície questões emocionais subjacentes. Quase todas as disciplinas psicológicas reconhecem a existência de uma criança emocional interior na maioria dos seres humanos cronologicamente adultos. Quando você conceber um bebê, terá mais uma criança em seu interior totalmente dependente de você para atender às necessidades dela. Para seu benefício e pelo bem de sua família, recomendamos a você utilizar a gravidez como uma oportunidade para curar questões emocionais não resolvidas e aprimorar suas capacidades de comunicação.

A gravidez é um período de transformação dinâmica, com numerosas dificuldades físicas e emocionais. É normal e natural que os pais encontrem um espectro mais amplo de emoções durante a gravidez. À medida que mães e pais antecipam como um bebê recém-nascido vai mudar suas vidas, é comum sentirem felicidade e apreensão. Reconhecer, aceitar e abraçar essa ambivalência é importante, porque qualquer coisa a que resistamos persiste e, finalmente, acaba por criar aflição. Há muitos anos, Freud reconheceu que a incapacidade de tolerar ambivalência era a origem da neurose. Pelo reconhecimento e aceitação dos sentimentos diversos que temos sem julgamentos, tornamo-nos mais capazes de responder às dificuldades de maneiras que refletem nossos mais altos valores.

Além das emoções de excitação, entusiasmo, e alegria que geralmente predominam, não é incomum que uma mulher grávida vivencie sentimentos de ansiedade, insegurança e inquietação. Entre outras questões, uma futura mãe pode se sentir preocupada com a forma de seu corpo em rápida transformação, com as flutuações mais intensas do que de hábito de seu humor, com sua capacidade de ser boa mãe, e as mudanças no rumo de sua carreira. O futuro pai pode estar preocupado com a possibilidade de perder a atenção da parceira, com a alteração do desejo sexual dela, com a competência dele como pai e com os custos financeiros de criar um filho.

Reconhecer e cultivar a habilidade de manifestar essas emoções mais sombrias ajuda você a liberar energia criativa que, de outro modo, pode ficar aprisionada na negação desses sentimentos absolutamente normais. Com frequência vemos casais grávidos no Chopra Center perturbados pelos sentimentos ambivalentes que tiveram temor de manifestar. Quando descobrem que a maioria das pessoas sente essas mesmas emoções, e que eles não estão destinados a ser maus pais só porque têm dúvidas ou temores, um tremendo peso é retirado de seus corações e o encantamento deles com a gravidez pode afinal brilhar.

Dedique um par de minutos agora para refletir a respeito dos vários sentimentos, preocupações, e questões que você deve ter a respeito de se tornar mãe e manifeste-os escrevendo em seu diário.

Como o monstro imaginado dentro do armário gera ansiedade na criança que é dominada por seus piores temores, suas preocupações não manifestadas são as que geram as emoções mais aflitivas. Comece por reconhecê-las e admiti-las para consigo mesma, depois use toda a habilidade e capacidade de comunicação de que dispuser, para manifestar suas preocupações a seu parceiro. Um casal que participou num de nossos recentes seminários encontrou tremendo alívio ao pôr em prática o exercício simples apresentado a seguir.

Reações da mãe

SENTIMENTOS AGRADÁVEIS/QUESTÕES
SENTIMENTOS DESAGRADÁVEIS/QUESTÕES

Estou me sentindo realmente animada com a perspectiva de me tornar mãe.
Estou me sentindo em conflito com relação a quanto tempo devo me afastar do trabalho.
Adoro meus seios grandes.
Estou cansada desses enjoos matutinos.
Estou me sentindo mais ligada à minha irmã mais velha, que tem dois filhos.
Será que vai correr tudo bem com meu trabalho de parto e o nascimento?
Gosto de me concentrar em comer alimentos saudáveis.
Será que estou engordando demais?

Reações do pai

SENTIMENTOS AGRADÁVEIS/QUESTÕES
SENTIMENTOS DESAGRADÁVEIS/QUESTÕES

Mal posso esperar para ser pai e dividir meu amor.
Estou preocupado com o fato de nossa casa ser pequena e não ser adequada para minha família.
Sinto-me mais ligado do que nunca à minha mulher.
Sinto-me pressionado com relação ao custo de criar uma família.
Minha vida parece ter mais propósito quando penso sobre minha nova família.

Será que minha mulher e eu teremos tempo para estar juntos sozinhos
   depois que o bebê nascer?
Minha mulher está mais gentil e emocionalmente disponível.
Embora minha mulher tenha estado carinhosa, ela não tem
   se interessado muito por sexo.

Quando esse casal teve oportunidade de manifestar suas preocupações num intercâmbio seguro e sem críticas nem julgamentos, cada um dos parceiros sentiu alívio e uma intimidade mais profunda. Quando você estiver ouvindo as preocupações de seu parceiro, é melhor simplesmente aceitá-las, sem tentar "resolver" os problemas da outra pessoa. Dizer simplesmente: "Compreendo que você possa ter essa preocupação", ou "Obrigada por dividir comigo suas preocupações" é, de modo geral, mais eficaz do que tentar convencer a outra pessoa de que suas ansiedades são desnecessárias. Lembre-se de que: a ambivalência é um aspecto saudável das emoções humanas. Reconhecer e aceitar o lado sombrio não nega os aspectos positivos.

Promover a paz

Todos nós preferimos ambientes que exsudam paz e harmonia. A maioria de nós não entra, deliberadamente, numa zona de combates. Um bebê por nascer tem consciência de seu ambiente à medida que cresce dentro do útero e responde ao sentimento de tranquilidade ou agitação da mãe. A história da família conforme contada através de palavras e de sentimentos é aprendida pelo bebê por nascer muito antes do nascimento. Dedique sua atenção a aprender a curar os desentendimentos com seu parceiro antes da chegada de seu bebê. Abra seu coração e dissipe quaisquer emoções nocivas que possam estar residindo nele. Faça de sua casa um jardim de paz, para que seu bebê venha a se sentir seguro e querido tanto antes quanto depois que respirar pela primeira vez. Permita que o princípio da vida de seu bebê seja inocente, harmonioso e cheio de encantamento. A comunicação saudável e carinhosa é, por si só, a recompensa em todo relacionamento. Usar sua gravidez como catalisador para realçar uma conexão mais profunda entre você e seu parceiro, que renderá benefícios para todos os membros de sua família.

O ABC da emoção

As emoções afetam tanto sua mente quanto seu corpo. Emoções se distinguem de outros pensamentos pelo acompanhamento das sensações físicas. Emoções são fundamentalmente experiências de corpo-mente. Se você ouve dizer que uma companhia em sua cidade está encerrando as atividades, isto pode capturar seu interesse de maneira passageira. Se for a companhia para a qual você ou seu marido trabalha, é provável que a informação em sua mente seja acompanhada por potentes sensações no seu corpo. Nós chamamos estas sensações de sentimentos porque as sentimos concretamente em nosso corpo físico. Quando usamos a linguagem para caracterizar nossas emoções em frases como: "Eu me senti como se tivesse levado um chute no estômago" ou "Tive a sensação de que meu coração estava se partindo", nossas palavras estão descrevendo as sensações geradas em nossos corpos.

Embora nossas emoções se apresentem em muitos sabores, em última instância elas se resumem em dois sentimentos primários: conforto e desconforto. Em resultado do que você vê e ouve em seu mundo, seu corpo interpreta a experiência como sendo acalentadora ou ameaçadora. Todos os sentimentos são redutíveis a conforto e desconforto, prazer ou dor, felicidade ou tristeza, ou, como o romancista Tom Robbins certa vez disse: "Uau ou eca!" Quer você tenha percepção consciente disso ou não, toda escolha que você faz é baseada em sua expectativa de que a escolha venha a lhe trazer mais conforto e menos desconforto. Toda decisão que você toma, desde o prato que pede em um restaurante, ao estilo de sapatos que compra, ao emprego que escolhe, se baseia na expectativa de que sua escolha resultará em mais conforto e menos desconforto. Por vezes estamos dispostos a suportar o desconforto imediato pela expectativa de conforto a longo prazo, como quando praticamos exercício, temos de nos submeter a um procedimento médico, deixamos de comer a sobremesa, mas mesmo essas escolhas se apoiam na crença de que o prazer antecipado de longo prazo supere o sofrimento de curto prazo.

Diante das mesmas circunstâncias ou situação, pessoas diferentes têm reações emocionais diferentes. Se você for totalmente vegetariana, ser servida de uma porção do bolo de carne da vovó não vai despertar as sensações prazerosas que uma pessoa que coma carne experimentaria. Sua filha adolescente pode sentir prazer intenso em ouvir música hip-hop, enquanto para você isso pode provocar dor de cabeça. Algumas pessoas adoram a excitação de uma volta na montanha russa, enquanto para outras isso seria um pesadelo. Não é a experiência inerente que gera sentimentos de conforto ou desconforto: é a sua interpretação da experiência.

Por que uma pessoa aprecia um filme apavorante de horror, enquanto outra adora uma comédia romântica? A resposta se resume em um princípio simples que é óbvio quando você observa crianças. O que você logo vai descobrir depois que seu bebê nascer é que *sentimentos derivam de necessidades*. Quando uma criança obtém o que quer e quando quer, ela se sente confortável. Quando ela não obtém o que quer, ou recebe o que não quer (por exemplo, um banho ou ser posta na cama cedo), ela se sente desconfortável. Emoções positivas surgem quando sentimos que nossas necessidades estão sendo satisfeitas. Emoções negativas surgem quando sentimos que nossas necessidades não estão sendo satisfeitas.

Comunicação consciente

Quanto mais bem-sucedida você é em satisfazer suas necessidades, mais provável é que você passe o tempo em estado de conforto emocional. Quando se trata de necessidades interpessoais – as necessidades que temos com relação às pessoas em nossas vidas – a comunicação é o elemento determinante mais importante da necessidade de satisfação. Se você é habilidosa ao comunicar suas necessidades, tem mais probabilidade de vê-las satisfeitas. Infelizmente, a maioria das pessoas não é mestra em comunicar suas necessidades.

É comum que as pessoas se apeguem à ideia de que aquilo de que necessitam é tão evidente que a outra pessoa simplesmente deveria "saber" o que ela quer. Muitas têm uma expectativa não manifestada verbalmente de que "Se você realmente me amasse, deveria ser capaz de ler meu coração e mente, e me dar aquilo de que eu preciso, sem que eu precise pedir que me dê". A maioria das crianças na verdade gozou de um período de tempo em que este era o caso. O bebê lactante chora e a mãe atenciosa imediatamente tenta diagnosticar a necessidade e satisfazê-la: "Será que ele está com frio? Será que está com fome? Será que precisa que eu troque a fralda? Será que está cansado e precisa dormir um soninho?" À medida que as pessoas amadurecem emocionalmente, aprendem a se comunicar mais eficazmente de modo que as outras sejam capazes de compreender e satisfazer suas necessidades. Como a maioria das pessoas nunca recebeu instrução formal em matéria de comunicação, nós gostaríamos de examinar um processo simples que descobrimos ser muito útil. Utilizando como base o trabalho do psicólogo Marshall Rosenberg, esse processo de comunicação consciente evita o desperdício de energia emocional em rótulos e julgamentos, e se concentra em estratégias bem-sucedidas para aumentar o conforto e diminuir a aflição e o sofrimento.

Existem cinco perguntas de importância crucial que queremos encorajar você a enfrentar e responder sempre que a turbulência emocional estiver ativada em seu corpo/mente: Que está acontecendo para disparar o gatilho de minhas emoções? Que emoções estão sendo despertadas em meu íntimo? De que eu preciso mas não estou recebendo? Que estou ganhando pelo fato de *não* ter minhas necessidades satisfeitas? Que é, realmente, que estou pedindo?

Vamos examinar essas perguntas uma de cada vez em mais detalhe.

O QUE ESTÁ ACONTECENDO PARA DISPARAR O GATILHO DE MINHAS EMOÇÕES?

Situações no presente com frequência nos recordam de circunstâncias similares no passado, evocando lembranças e sentimentos que podem ter muito pouca relação com o que está realmente acontecendo no momento atual. Por exemplo, você pode estar fazendo uma viagem de carro com seu parceiro, que se calou e permanece em silêncio. Isso dispara o gatilho de uma lembrança de seus pais passando dias seguidos sem se falar. Em resultado disso, você pergunta a seu parceiro: "Com que você está aborrecido? Por que está sendo tão frio comigo?" Seu parceiro se surpreende e responde: "Eu estava apenas pensando em como podemos arrumar o quarto do bebê de modo que não fique muito atravancado."

É muito útil separar o que você está vendo e ouvindo de sua interpretação. Nesse exemplo, depois de seu parceiro não ter falado por dez minutos, você interpretou o silêncio dele como aborrecimento ou retraimento. Comece a reparar na frequência com que você substitui suas *observações* por suas *interpretações*. Seu médico não retorna seu telefonema em menos de uma hora e você o rotula de indiferente, desatencioso. Sua irmã chega cinco minutos depois da hora que vocês tinham marcado para se encontrarem para um almoço e você a classifica de egoísta e narcisista. Seu parceiro fala com outra pessoa numa festa e você acha que ele está flertando. Quer sua análise esteja correta ou não, substituir sua descrição do que está ocorrendo por sua interpretação raramente aumenta a probabilidade de que você vá ter suas necessidades satisfeitas.

Em algum nível, o julgamento sempre envolve alguma rejeição. As pessoas respondem a essa percepção sutil de rejeição e tornam-se menos dispostas e capazes de dar a você o que você precisa. Tenha a intenção de evitar julgar e veja como você perde menos tempo em estados de turbulência emocional.

QUE EMOÇÕES ESTÃO SENDO DESPERTADAS EM MEU ÍNTIMO?

Em consequência de alguma coisa que você viu ou ouviu, as emoções são ativadas. Desenvolva um vocabulário ampliado de suas emoções e descobrirá que os sentimentos desagradáveis se dissipam muito mais rapidamente. Quando você está visitando uma terra estrangeira e tem conhecimento limitado da língua nativa, sente-se frustrada em seus esforços para comunicar suas necessidades. Uma vez que a maioria das pessoas tem vocabulários emocionais limitados, elas aumentam sua infelicidade pela incapacidade de manifestar o que está acontecendo em seu íntimo.

Em seu perceptivo livro *Nonviolent Communication*, o Dr. Rosenberg assinala que certas palavras que usamos para manifestar nossos sentimentos aumentam nosso sentimento de vitimização e, portanto, melhor seria se as evitássemos. Quando você diz: "Eu me sinto abandonada... negligenciada... usada... pouco apreciada..." ou "manipulada", você está atribuindo a outras pessoas a responsabilidade por suas emoções e criando uma situação em que uma outra pessoa terá de mudar para que você se sinta melhor. Se você se sente perturbada porque acredita que alguém esteja manipulando você, os outros é que precisarão mudar sua forma de comportamento para que você se sinta melhor. Se você está esperando que uma ou mais pessoas mudem para que você se sinta melhor e mais à vontade, esperamos que você tenha grande reserva de paciência.

Em vez de abrir mão de seu poder e entregá-lo às circunstâncias externas, encorajamos você a se apoderar de seus sentimentos e usar linguagem que reduza a interpretação e transmita sua disposição para aceitar responsabilidade. Em vez de dizer: "Quando vi você flertando, eu me senti abandonada por você", tente: "Quando vi você falando com aquela pessoa, fiquei ansiosa, com ciúmes e irritada." Usar a linguagem que transmite sua responsabilidade por seus sentimentos reduz a probabilidade de que seu parceiro entre em um modo emocional reativo, e aumenta a probabilidade de que você tenha suas necessidades satisfeitas.

Pratique ampliar seu vocabulário emocional de modo a não lançar mão da linguagem da vitimização. Uma lista de palavras que lhe atribuem poder e a fortalecem é apresentada a seguir.

Ansiosa	Impotente	Pessimista
Amarga	Invisível	Insegura
Confusa	Enciumada	Ressentida
Desanimada	Solitária	Arrependida
Vazia	Zangada	Cansada
Frustrada	Nauseada	Inquieta
Culpada	Obstinada	Retraída

DE QUE PRECISO QUE NÃO ESTOU RECEBENDO?

Se você está vivenciando emoções desconfortáveis é porque tem uma necessidade que não está sendo satisfeita. Se você não compreende de forma clara e manifesta qual é essa necessidade, é improvável que alguma outra pessoa venha a ser capaz de descobri-la para você. Procure tornar claro, para si própria, o que é que você busca, e dessa forma aumente substancialmente as possibilidades de obtê-lo.

Necessidades podem ser vistas sob uma variedade de perspectivas. De acordo com a aiurveda, temos quatro necessidades básicas. Temos necessidade de confortos materiais, conhecida como *Artha*; necessitamos de amor e conexão, conhecida como *Kama*; necessitamos de um sentido de propósito na vida, conhecido como *Dharma*; e necessitamos de um despertar espiritual conhecido como *Moksha*, ou liberação. Sempre que você se sentir emocionalmente aflita, uma dessas necessidades está sendo ameaçada.

Os seres humanos precisam manter limites saudáveis de ego. Isso significa ter a liberdade e o poder pessoal para dizer "não" quando isso estiver de acordo com o melhor de seus interesses. Quando seus limites são saudáveis, você permite que energia e informações entrem em sua vida quando acredita que sejam favoráveis e capazes de lhe dar amparo, mas mantém defesas apropriadas quando um encontro traz consequências potencialmente nocivas. Se os limites de "nosso território" são invadidos sem permissão, isso causa sofrimento emocional.

Quando você estiver em meio a uma turbulência emocional, veja se consegue identificar qual é a sua necessidade que não está sendo satisfeita ou de que maneira os limites de "seu território" foram invadidos sem seu consentimento. Então, veja se existem outras questões que não foram manifestadas em palavras e que estejam, subconscientemente, sabotando sua capacidade de satisfazer suas necessidades. Isso nos traz à nossa próxima pergunta.

O QUE ESTOU GANHANDO COM O FATO DE *NÃO* TER MINHAS NECESSIDADES EVIDENTES SATISFEITAS?

Quando participamos de situações que geram conflito ou turbulência emocional, de maneira geral existe uma outra conversa tendo lugar em nosso íntimo, em um nível de percepção consciente mais profundo. Esse reino de consciência, normalmente designado pelo termo "a sombra", desperta sentimentos muito intensos porque essas necessidades mais profundas podem estar em conflito com as que estão na superfície. Talvez você acredite que essas emoções intensas sejam necessárias para manter um relacionamento vivo e precisem de conflito para gerar intensidade. Talvez você precise de mais drama em seu relacionamento fundamental porque sua própria vida esteja carente de paixão. Talvez sua necessidade de controle ou de estar "certa" seja maior que sua necessidade de harmonia. Talvez, ao mesmo tempo em que, conscientemente, manifeste seu desejo de maior intimidade, você crie conflito porque sente medo da vulnerabilidade que a intimidade exige.

Se você se descobrir vivendo um padrão de conflito recorrente com seu parceiro, pergunte-se o que está ganhando com os desacordos e conflitos. Veja se a situação atual é semelhante a outras de relacionamentos íntimos anteriores. Pergunte-se se existem outras questões, não relacionadas com o conflito, buscando se expressar. Silencie sua mente, faça as perguntas, e veja se algum insight se revela.

O QUE REALMENTE EU ESTOU PEDINDO?

Suas probabilidades de satisfazer suas necessidades aumentarão substancialmente se você formular uma solicitação e pedir o que você quer. Não é incomum que uma exigência venha substituir um pedido, mas fora das forças armadas isso diminui em vez de aumentar a probabilidade de que suas necessidades sejam satisfeitas. Fazer um pedido requer uma disponibilidade para estar vulnerável, porque sempre existe a possibilidade de ouvir esta palavra medonha: "Não". Entretanto, fazer um pedido de um comportamento específico que a outra pessoa tem condições de cumprir aumenta a possibilidade de que você vá conseguir aquilo de que precisa.

Não desperdice energia pedindo que alguém pense, ou sinta, de certa maneira. Em vez de dizer: "Eu apenas preciso de que você sinta quanto estou sofrendo", diga: "Será que você pode me dar um abraço?" Em vez de dizer: "Preciso de que você passe mais tempo comigo", peça: "Será que nós poderíamos nos encontrar para almoçar amanhã?" Quanto mais específico você tornar seu pedido, mais provável é que sua necessidade seja satisfeita e seus sentimentos mudem de desconfortáveis para confortáveis.

Você tem uma consulta marcada com seu obstetra e pede a seu marido que a encontre no consultório. Ele fica preso no tráfego e só chega vinte minutos depois de a consulta ter começado. Você fica aborrecida. Reflita a respeito dos dois roteiros apresentados a seguir sobre como você poderia se manifestar quando estivesse saindo do consultório do médico.

ROTEIRO # 1	ROTEIRO #2

O QUE ESTÁ ACONTECENDO PARA DEFLAGRAR MINHAS EMOÇÕES?

"Não consigo acreditar que você tenha chegado tarde. Você não tem consideração. Conhecendo você, é provável que vá perder até o parto."	"Eu disse a você que a consulta era às 10:30 e você chegou às 10:50."

QUE EMOÇÕES ESTÃO SE MANIFESTANDO EM MIM?

"Quando vi que você não havia chegado ainda no início de minha consulta, eu me senti abandonada. Você nunca está presente quando preciso de você."	"Quando não vi você no início de minha consulta, eu me senti ansiosa e insegura."

ROTEIRO # 1	ROTEIRO #2

DE QUE PRECISO QUE NÃO ESTOU RECEBENDO?

"Você deveria saber do que eu preciso. Preciso do que toda mulher grávida precisaria. Preciso de que você esteja ao meu lado quando necessário."	"Preciso sentir que o bebê é uma prioridade importante para você. Preciso de que você ouça o que o médico tem a dizer, de modo que possamos conversar a respeito disso. Preciso sentir seu apoio durante a gravidez."

ROTEIRO # 1	ROTEIRO #2

O QUE ESTOU GANHANDO POR NÃO TER MINHAS NECESSIDADES SATISFEITAS?

"Não estou ganhando nada com esta discussão. Se você fosse um bom marido, teria estado lá ao meu lado."	"Talvez precise dar vazão à pressão, porque eu me sinto nervosa e fora de controle no ambiente médico. Voltar minha frustração contra meu marido me dá uma sensação de controle."

O QUE REALMENTE ESTOU PEDINDO?

"Você precisa ser pontual e fazer com que eu me sinta segura se vamos criar uma família juntos."

"Eu me sinto nervosa quando estou no consultório médico sem você. Pode me prometer que na próxima consulta você vai chegar na hora?"

Aprender a comunicar as coisas de que você precisa de maneira mais consciente aumenta a probabilidade de que suas necessidades venham a ser satisfeitas. Isso não significa que você terá tudo o que quer, porém aperfeiçoar suas habilidades de comunicação vai tornar maiores as possibilidade de você receber mais as coisas que busca e deseja. Quando ambos os parceiros assumem o compromisso de manifestar honestamente suas necessidades de maneiras que tornem possível que elas sejam satisfeitas, todo mundo sai ganhando.

Como lidar com desapontamentos e mágoas

Mesmo tendo as mais perfeitas habilidades de comunicação, pessoas normais e saudáveis se desapontam e se magoam. Haverá sempre ocasiões em que suas necessidades não serão satisfeitas exatamente como você teria escolhido e os limites de seu ego serão invadidos sem sua permissão. É irrealista esperar que você vá evitar por completo turbulências emocionais, mas é realista esperar que você possa recuperar seu centro emocional mais rapidamente se utilizar ferramentas para digerir experiências tensas e emocionalmente carregadas. Manter o corpo desimpedido é essencial para um bom estado de saúde. As pessoas tendem a se apegar às mágoas emocionais, traições e desapontamentos, porque ninguém lhes ensinou maneiras eficientes de lidar com eles. Como resultado de tentar suprimir o sofrimento associado a ferimentos emocionais, muitas pessoas não vivenciam a alegria e a vitalidade de que gostariam.

Emoções não digeridas, como alimentos não digeridos, resultam no acúmulo de toxicidade nos processos vitais e funções de seu organismo. Oferecemos sete passos para a liberação de toxicidade emocional.

1. Assuma a *responsabilidade* pelo que você estiver sentindo. Quando você se descobre reagindo emocionalmente a outras pessoas, de modo geral é porque elas refletem alguma característica que você não aceitou plenamente com relação à sua própria natureza. Aceite a responsabilidade por suas emoções e você deixará de ser um monte de reflexos condicionados que a tornam vulnerável às opiniões de todas as pessoas que encontra. Quando você se descobrir respondendo de forma reativa a alguém, faça a pergunta: "Que posso aprender a respeito de mim mesma com esta experiência?" Veja se consegue identificar na outra pessoa uma característica que faz com que você se sinta perturbada, e que esteve negando em si mesma. Este é o princípio do Espelho de Relacionamentos: "Aqueles que amamos e aqueles que odiamos são igualmente espelhos de nós mesmos."

2. Identifique a emoção. "Eu estou me sentindo___." Pode ser *com raiva*, *triste*, *com ciúmes*, *solitária* etc. Tão claramente quanto possível, defina e descreva o que você está sentindo, evitando linguagem que encoraje um sentimento de vitimização.

3. Identifique e reconheça o sentimento em seu corpo. As emoções são pensamentos associados a sensações físicas. Pensamentos perturbadores deflagram reações físicas desagradáveis. As reações químicas associadas às emoções têm uma vida própria que precisa ser reconhecida e aceita antes que a emoção possa ser mais elaborada. Apenas observe o sentimento, permitindo que sua atenção abrace a sensação. Ao simplesmente vivenciar as sensações físicas, você descobrirá que a carga da emoção se dissipa.

4. Dê vazão a suas emoções reservadamente, manifestando-as para si mesma. Escreva sobre seus sentimentos em um diário que você mantém apenas para esse propósito. Use as cinco perguntas

elaboradas anteriormente neste capítulo, para explorar o significado de sua perturbação emocional. Permita que lembranças de situações semelhantes venham à tona e escreva a respeito delas também. Use uma linguagem que transmita e explique com precisão o que está sentindo. Permita-se dar vazão a tudo que você precisa saber sobre a situação.

5. Libere a emoção através de algum ritual. A atividade física, geralmente, é a melhor coisa para isso. Saia para fazer uma caminhada, dance, nade ou pratique ioga com exercícios de respiração profunda. Permita ao seu corpo descarregar a tensão emocional de seu organismo.

6. Revele a emoção à pessoa envolvida na situação depois que você se sentir mais centrada. Se você tiver completado os passos de 1 a 5, deverá ser possível que você revele seus sentimentos sem atribuir culpa, sem esperar pena nem tentar fazer com que a outra pessoa se sinta culpada.

7. Rejuvenesça! Se você tiver completado os passos de 1 a 6, merece ser recompensada, de modo que presenteie a si mesma por seu bom desempenho. Faça alguma coisa agradável para si mesma. Vá fazer uma massagem, ouvir música, compre um presente para si própria. Coma uma refeição deliciosa, acarinhe-se!

Ouvir conscientemente

Uma das qualidades mais importantes que você pode desenvolver e cultivar é a capacidade de saber ouvir conscientemente. Com frequência, quando alguém revela uma dificuldade que está enfrentando, a outra pessoa sente necessidade de solucionar o problema. Na tentativa de ser prestativa, uma resposta pode ser formulada antes mesmo que a questão tenha sido plenamente expressa. Quase sempre, a pessoa não está buscando sugestões sobre como resolver o problema, e, sim, simplesmente precisando ser ouvida. Ouvir com toda a atenção os problemas da outra pessoa, em vez de imediatamente tentar melhorar as coisas, cultiva, no outro, sentimentos de ser compreendido e facilita a resolução do problema. Veja se você consegue fazer um acordo com relação às seguintes "regras de comprometimento" com seu parceiro.

• Nós nos alternaremos na posição de ser aquele que se manifesta e aquele que ouve.
• Quando eu estiver me manifestando, usarei expressões como "Eu sinto ou eu senti..." em vez de "Você fez com que eu me sentisse..."
• No papel do ouvinte, demonstrarei minha atenção através de minhas expressões e gestos e pela repetição do que ouvi de você.
• Nós assumimos o compromisso de ter sessões periódicas de comunicação consciente um com o outro. Nós presentearemos um ao outro por sessões bem-sucedidas em que fomos ouvidos, saindo para fazer caminhadas, tomando um banho juntos, saindo para um jantar romântico, um massageando o outro, fazendo amor.

Vivifique por meio de sua atenção

• Ponha as mãos sobre a barriga algumas vezes ao longo do dia e envie pensamentos amorosos a seu bebê por nascer.
• Escreva todos os dias em seu diário sobre suas experiências.
• Logo no início da gravidez, plante uma árvore ou arbusto florido para simbolizar o crescimento de seu bebê em seu ventre. Depois que a criança nascer, vocês poderão cuidar da planta juntas.
• Leia histórias encantadoras e poesia sensível em voz alta para seu bebê e ouça músicas bonitas e relaxantes todos os dias.
• Faça uma massagem de óleo diariamente em si mesma antes do banho.
• Difunda um aroma enquanto estiver ouvindo música, tomando um banho de imersão na banheira ou meditando para criar a associação entre a fragrância e o estado de consciência relaxado.
• Certifique-se de incluir todos os seis sabores disponíveis nas suas refeições ao longo do dia.

- Escolha fazer refeições ricas em cores, aroma e textura.
- Esteja atenta enquanto fizer suas refeições. Faça pelo menos uma refeição por semana em silêncio, dedicando-lhe sua plena consciência.
- Pratique meditação por vinte ou trinta minutos duas vezes por dia.
- Preste atenção aos sinais de estresse que perceber ao longo do dia e empregue comportamentos de redução de estresse para minimizar os efeitos prejudiciais do estresse sobre você e seu bebê por nascer.
- Pratique posturas de ioga com percepção consciente com regularidade, tratando seu corpo com gentileza e respeito.
- Aproveite sua gravidez como uma oportunidade para experimentar abordagens mais naturais de tratamento e cura para pequenos problemas comuns de saúde.
- Sempre que surgirem sintomas de desconforto, faça uma lista mental e verifique os itens, para se certificar de que esteja dedicando o tempo necessário a relaxar, comer apropriadamente, beber bastante líquidos e se exercitar regularmente.
- Crie e cultive o hábito de manter uma linha de comunicação sempre aberta com seu médico ou a pessoa responsável pelos cuidados com sua saúde e tenha um limite baixo de tolerância para consultá-los sobre qualquer problema físico ou emocional que surja.
- Assuma o compromisso de aperfeiçoar sua capacidade de comunicação consciente. Quando estiver se sentindo infeliz ou desapontada, identifique o que você realmente precisa e peça o comportamento que vá satisfazer sua necessidade.
- Pratique os sete passos para a liberação emocional quando estiver passando por momentos de turbulência emocional. Observe como o processo pode ser fortalecedor e dinamizador quando você assume a responsabilidade por seus sentimentos.
- Sempre que você estiver encontrando dificuldade para se comunicar com seu parceiro, crie uma oportunidade para praticar o ouvir consciente.

CAPÍTULO 7

A jornada do nascimento

Nosso temor mais profundo não é que sejamos sem qualidades.
Nosso temor mais profundo é que sejamos poderosos além da medida.
É nossa luz, não nossa escuridão, o que mais nos assusta...
E à medida que permitimos que nossa própria luz brilhe,
Inconscientemente nós damos aos outros
Permissão para fazer o mesmo.
À medida que somos libertados de nosso próprio medo,
Nossa presença automaticamente liberta os outros.

— MARIANNE WILLIAMSON

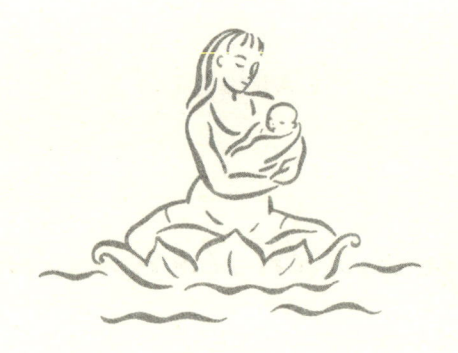

Em nossa opinião, a gravidez e o nascimento são processos naturais e, sempre que possível, uma intervenção médica menor é preferível a uma que seja maior. Também reconhecemos e defendemos o ponto de vista de que cada nascimento é um fato muito pessoal, refletindo as percepções, crenças, experiências e escolhas das mães grávidas. Nosso limite mínimo é de que a medida final de uma gravidez e nascimento bem-sucedidos não sejam avaliados por quanto mais ou menos intervenção tecnológica tenha sido empregada, mas, em vez disso, é um nascimento que resulte no bebê e na mãe mais saudáveis possíveis.

Você passou os últimos nove meses se preparando para este acontecimento momentoso. Sua prática regular de meditação estabeleceu sua conexão com a essência de seu ser, seu espírito que existe além de espaço e tempo. A ioga ajudou-a a desenvolver flexibilidade tanto em seu corpo quanto em sua mente. Você usou aromas tranquilizadores para criar a associação entre seu sentido do olfato e o estado de relaxamento. Suas massagens diárias asseguraram que seus tecidos estejam lubrificados e elásticos. Você trabalhou com sua respiração e viveu a experiência de como ela pode levá-la a um lugar profundo de quietude. Você está preparada em seu corpo, mente e espírito para dar à luz seu bebê.

Dar à luz um bebê é uma das experiências físicas e emocionais mais poderosas da vida de uma mulher. Depois de nove meses de desenvolvimento, seu bebê por nascer está pronto para deixar o casulo amoroso de seu ventre e entrar no mundo por meio de seu corpo. Um nascimento consciente reconhece e respeita a importância espiritual de trazer esse ser ao mundo. Trabalhando em união com as forças poderosas da natureza, você dá à luz seu bebê.

A concepção, gravidez e o parto são acontecimentos naturais que manifestam o poder criativo da vida em nossos níveis físico, emocional e espiritual. Suas percepções, interpretações e expectativas e as de sua família desempenham papel importante na conquista de uma experiência bem-sucedida de parto. Nós acreditamos que você deva ser fortalecida pelo poder de conhecimento que lhe permita fazer escolhas informadas quanto ao trabalho de parto e ao nascimento de seu bebê.

Compreender a vida como certa manifestação de um campo de inteligência não localizado tem profundos efeitos na maneira como você vivencia a si mesma e aos outros. Viver sua vida a partir de uma perspectiva baseada na consciência subentende que você considera todos os aspectos de sua vida como sendo significativos, até sagrados. Uma abordagem baseada em consciência aplicada à gravidez e ao parto significa que a visão de seu futuro bebê abrange os domínios físico, emocional e espiritual.

> *Qualquer coisa em que sua mente poderosa acreditar, acontecerá.*
> — PARAMHANSA YOGANANDA

Desperte para a beleza e o poder dentro de seu corpo. A gravidez e o trabalho de parto são ocasiões para se voltar para o interior. São momentos de profunda transição e transformação. Enquanto estiver fazendo essa jornada, será necessário que você abrace o medo e a ansiedade, bem como a sabedoria e a força. Cada estágio do trabalho de parto traz crescimento e mudança.

Explorando seus medos

Pelo fato de ser mulher, você vem acumulando ideias sobre ter filhos desde a infância. Você pode ter observado sua mãe grávida de um irmão mais jovem e tê-la visto ir mudando de corpo e mente. Você provavelmente ouviu histórias sobre trabalho de parto e nascimento e talvez tenha visto filmes de mulheres em trabalho de parto. Pode ter estado presente ao nascimento de um irmão ou irmã caçula, de uma sobrinha ou sobrinho.

Por vezes essas histórias e imagens podem ter retratado o processo de dar à luz como sendo um grande sofrimento. Se você tomou conhecimento de histórias assustadoras sobre partos, poderá temer que o trabalho de parto venha a causar uma dor insuportável e estar aterrorizada à ideia de perder o controle. Se essas são as mensagens profundamente enraizadas que você aceitou, poderá pensar no parto como uma experiência da qual você precise ser resgatada, em vez de uma experiência que a fortalece e dá poder. O medo da dor já teve como resultado o fato de que muitas mulheres perdessem de vista o parto e o nascimento de uma criança como normal e natural, e a si próprias como poderosas e capazes. O trabalho de parto é uma oportunidade para que as mulheres aprendam mais a respeito de si mesmas e descubram a força e a sabedoria inerente de seus corpos.

Enfrentando seus medos

Trazer à luz os medos inconscientes é a melhor maneira de dissipar a influência que eles exercem sobre você. Como o bicho-papão que você pode ter imaginado morando dentro de seu armário, quando criança, a maioria dos medos perde o poder quando é exposto à luz da consciência. Encorajamos você a realizar o exercício apresentado a seguir, para se tornar mais consciente dos pensamentos positivos e negativos, palavras e imagens a respeito do trabalho de parto e nascimento que residem no interior de sua mente. Tornar-se mais consciente de sua conversa interior sobre o parto permitirá que você faça escolhas conscientes que reflitam mais precisamente seus valores.

Exercício

Sente-se por alguns minutos com os olhos fechados e visualize o processo de dar à luz seu bebê. Imagine o processo a partir das primeiras contrações até segurar seu bebê nos braços.

Agora, concentre-se em suas preocupações. De que você tem medo com relação ao trabalho de parto e ao nascimento? Numa folha de papel, escreva as palavras assustadoras que lhe vierem à mente.

Depois que você tiver feito uma lista dessas palavras descrevendo sua ansiedade, dedique alguns minutos a criar uma lista separada descrevendo os sentimentos que essas expressões geram em seu corpo *(essas palavras assustadoras geram as seguintes emoções e sensações em mim)*.

Agora, mais uma vez, feche os olhos e visualize seu trabalho de parto. Dessa vez, concentre-se em suas expectativas positivas. Faça uma lista das palavras fortalecedoras e dinamizadoras que lhe vierem à mente quando pensar no trabalho de parto e nascimento.

Enquanto examina essas palavras positivas, fortalecedoras e dinamizadoras, descreva os sentimentos que essas palavras geram *(estas palavras fortalecedoras e dinamizadoras geram as seguintes emoções e sensações em mim)*.

É completamente natural, quando estiver pensando sobre o trabalho de parto, ter sentimentos ao mesmo tempo de medo e de entusiasmo. A sabedoria é reconhecer que a vida consiste na coexistência dos opostos. Quando a mulher se cerca de pessoas que lhe dão apoio e cria um espaço seguro ao redor de si, ela tem condições de entrar em contato com sua sabedoria interior. Ao deixar de lado o julgamento de si mesma, você pode abraçar sua força e sua vulnerabilidade, sua determinação e sua inclinação de se render.

Mantenha-se presente para seu corpo e para seu bebê. Um parto consciente pode ser medicado ou não medicado, pode ser em um hospital ou em casa, por cesariana ou por nascimento vaginal. É seu corpo forte, poderoso e bonito que está se abrindo para trazer vida nova ao mundo. Aceite o poder que vem de reconhecer que seu corpo é certa manifestação inextricável do corpo universal. Sua mente é um reflexo da mente cósmica. Em sua disponibilidade de aceitar as contradições de dar à luz um novo bebê, você ganha a oportunidade de participar plenamente na experiência antiquíssima de dar à luz uma nova vida. Você está participando no acontecimento criativo primordial e depois se recordará dessa experiência com assombro e deslumbramento pelo resto da vida.

Exercício

Desenhe a imagem de uma figura que represente você como uma mulher poderosa dando à luz. Mostre sua expressão facial e a posição que você imagina em que estará quando der à luz seu bebê.

Escreva as palavras de sua lista de palavras fortalecedoras e dinamizadoras ao redor do retrato de si mesma como uma mulher forte e poderosa dando à luz. Acrescente quaisquer palavras que escolher de sua lista de palavras assustadoras, uma de cada vez. Pendure esse retrato em algum lugar de sua casa onde você vá vê-lo regularmente.

Check-list para um nascimento consciente

Faça uma verificação para ver se você se sente completamente à vontade com os seguintes aspectos de sua experiência de dar à luz. Se você reconhecer que, de sua parte, ainda há trabalho obrigatório a fazer para se sentir plenamente preparada, assuma o compromisso de tomar as medidas necessárias para ficar tão pronta quanto possível para seu trabalho de parto e o nascimento de seu bebê.

• Disponho de todas as informações de que preciso sobre o lugar onde darei à luz.

• Estou consciente e sou capaz de manifestar meus medos e preocupações para a pessoa responsável pelos cuidados de minha saúde, minha família e para mim mesma.

• Identifiquei e recrutei minha equipe de apoio.

• Confio profundamente nas pessoas que estarão me dando apoio durante o trabalho de parto e a hora do nascimento.

• Reconheço e aceito o fato de que haverá momentos durante meu trabalho de parto em que precisarei abrir mão do controle da situação.

• Sei que não há problema algum em gritar e fazer barulho durante o parto.

• Sei que posso trabalhar com meu corpo durante as contrações.

• Sei que a pessoa responsável pelos cuidados com minha saúde vai trabalhar comigo para me ajudar a criar o parto que eu desejo.

• Sei que posso pedir remédios para a dor, se precisar.

Exercício

Sentada tranquilamente com os olhos fechados, concentre sua consciência na região do coração. Depois de alguns minutos de silêncio, comece a se fazer a pergunta: "De que mais preciso para poder estar plenamente presente e conectada com meu processo de dar à luz?" Continue a repetir essa pergunta, ouvindo as mensagens que emergirem de sua mente interior. Quanto mais inocentemente você puder ouvir para escutar, em vez de forçar uma resposta, mais prontamente sua sabedoria interior lhe dará conhecimento de sua resposta. Dedique algum tempo para refletir e escrever em seu diário sobre o que descobrir.

A experiência de dar à luz

A mulher aprende muitas coisas a respeito de si mesma durante o processo maravilhoso da gravidez e do parto. À medida que você chegar ao final da gravidez, aproximando-se do trabalho de parto e do nascimento, visualize o processo como idealmente desejaria que transcorresse. Busque as informações de que precisar, para poder fazer escolhas plenamente informadas.

Imagine-se parada no sopé de uma montanha com dois caminhos que levam ao cume. Um caminho leva você a uma série de cadeiras movidas a motor suspensas em cabos que sobem até o alto da montanha; o outro caminho a leva a uma trilha para caminhada. Ambos a levarão ao cume da montanha, e cada um lhe oferece uma experiência singular e memorável. A cadeira a motor oferece um percurso fascinante, com pouco esforço ou dor. Na cadeira a motor você estará olhando do alto para a experiência e apreciando o cenário. A caminhada de subida será extenuante e difícil, uma vez que você estará intensamente envolvida em todos os aspectos da jornada. Ao chegar ao cume, você terá um sentimento de realização por ter cumprido uma tarefa notável.

Essas são, é claro, metáforas do trabalho de parto. Certa mulher pode adorar o desafio de dar à luz naturalmente. Outra pode não ter quaisquer problemas de consciência com relação a aproveitar plenamente a tecnologia médica moderna. Uma terceira pode se sentir em conflito com relação ao caminho certo para ela. O segredo é fazer sua escolha conscientemente, ao lançar mão de todas as informações que você reuniu, ao mesmo tempo em que se mantém aberta para a possibilidade de que às vezes o processo de dar à luz adquire vida própria. Certa máxima da aiurvédica diz: "A flexibilidade infinita é o segredo da imortalidade." Nós a encorajamos a ter intenções claras para seu parto, ao mesmo tempo em que se deve manter flexível a todas as possibilidades.

Exercício

Pense a respeito de seu trabalho de parto ideal. Pense em si mesma em trabalho de parto.

Existe uma diferença entre o trabalho de parto ideal e visualizar a si mesma em trabalho de parto? Escreva algumas frases sobre o que descobrir. De que mais você precisaria para criar seu trabalho de parto ideal?

Passando pelo trabalho de parto

À medida que se aproxima dos estágios finais de sua gravidez, naturalmente você terá muitas perguntas a respeito do trabalho de parto e do nascimento. Estas são algumas das mais comuns:

Como será sentir minhas contrações? Será que conseguirei suportar a dor? Quanto tempo estarei em trabalho de parto? Meu parceiro vai me dar apoio? Será que saberei como respirar? Posso confiar em meu corpo? Será que vou precisar ser medicada? Será que precisarei de anestesia epidural? Será que precisarei de uma episiotomia? Será que serei capaz de dar à luz meu bebê vaginalmente? Precisarei de uma cesariana? Meu bebê vai estar bem?

Neste capítulo exploraremos o processo do trabalho de parto e suas muitas variações, para ajudá-la a se preparar para as várias respostas possíveis às muitas perguntas em sua mente. Vamos começar por uma visão geral dos estágios do trabalho de parto.

O primeiro estágio do trabalho de parto

O começo das contrações brandas progressivas assinala o princípio do primeiro estágio do trabalho de parto. Cada mulher experimenta essas contrações de maneira diferente. Elas são brandas para algumas e mais intensas para outras. À medida que os músculos de seu útero se contraem, o colo do útero começa a adelgaçar (afina e perde viscosidade) e a se abrir (dilatar), de modo que seu bebê possa passar por ele. Durante esse estágio, seu corpo libera endorfinas para ajudar a reduzir as sensações de dor à medida que as contrações se tornam mais fortes e mais próximas umas das outras.

Durante o *princípio do trabalho de parto* seu colo uterino se dilata de 0 a 4 centímetros, em resultado de contrações brandas a moderadas.

Continue a desempenhar suas atividades normais por tanto tempo quanto for possível durante esse período. Se for à noite, veja se consegue dormir. Você ajudará seu trabalho de parto a progredir se procurar se alternar entre períodos de descanso e movimento. Confie em seus instintos para guiá-la. Relaxe e continue a fazer sua respiração. Saia para andar ao ar livre ou relaxe em um banho de imersão morno aromático, se sua bolsa de água não tiver arrebentado.

À medida que o trabalho de parto progride para a *fase ativa*, as contrações uterinas aumentam em força e duração, levando cerca de sessenta segundos e ocorrendo em intervalos de dois a cinco minutos. Durante esse estágio, o colo de seu útero se dilata de 4 a 8 centímetros e seu bebê desce para a cavidade pélvica. As contrações se tornam mais intensas e consomem a maior parte de sua atenção. Sua consciência se volta para o interior à medida que seu corpo se esforça mais duramente para se abrir. As endorfinas continuam a ser liberadas por todo o seu corpo e sua consciência pode mergulhar numa "neblina de endorfina".

Prepare-se com antecedência para se cercar de pessoas que acreditem em você, de modo que esteja cercada por segurança e amor. Fazer a respiração, caminhar, mudar de posições, fazer barulho, ser abraçada, e beber água ajudarão você a se manter tão concentrada quanto possível.

Durante a *fase da transição* o colo de seu útero se abre totalmente à medida que seu corpo se prepara para dar à luz seu bebê. Durante essa fase, as sensações em seu corpo se tornam muito mais fortes e mais intensas. Você pode se sentir muito vulnerável e duvidar de que possa continuar. Nessa fase, as contrações ficam mais rápidas e mais fortes, enquanto seu útero trabalha para abrir seu colo cervical de 8 a 10 centímetros. Cada contração pode durar até dois minutos e ocorrer até a cada minuto. Você pode sentir que não vai conseguir sobreviver à intensidade da experiência num segundo e depois estar completamente absorvida nela no seguinte. Você está no limiar de trazer seu bebê ao mundo.

Segundo estágio

O segundo estágio começa quando o colo do útero está plenamente dilatado, com cerca de dez centímetros, e acaba quando seu bebê nasce. Durante esse estágio, suas contrações provavelmente se reduzirão um pouco em frequência e se tornarão menos intensas, ocorrendo em intervalos de cerca de três minutos e durando de sessenta a noventa segundos. Cada contração ajuda a mover seu bebê para baixo, pela passagem descendente do útero para a cavidade pélvica. O impulso de empurrar com essas contrações pode começar antes que sua dilatação esteja completa ou pode começar de cinco a dez minutos depois, embora algumas mulheres nunca sintam forte necessidade de empurrar.

GRÁFICO DA DILATAÇÃO CERVICAL

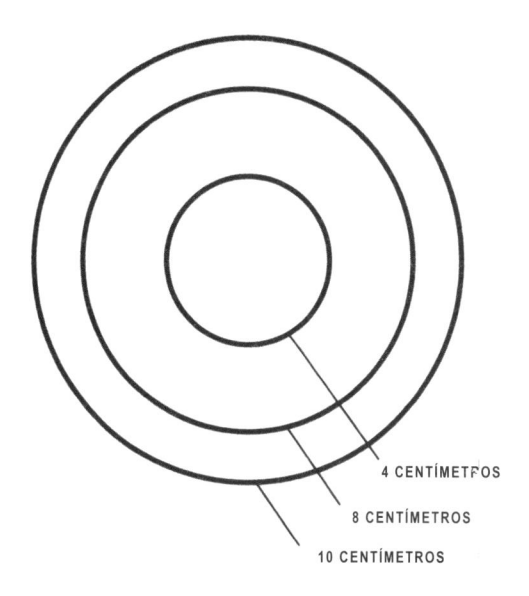

4 CENTÍMETROS
8 CENTÍMETROS
10 CENTÍMETROS

Estes três círculos representam a dilatação do colo do útero
a quatro, oito e dez centímetros.

As sensações dessas contrações são poderosas. Minúsculos receptores nos tecidos cervicais alertam seu corpo para liberar oxitocina nesse estágio, o que facilita a continuação dessas contrações. O propósito dessas contrações se modifica, desde abrir seu colo cervical até empurrar o bebê. É comum a ocorrência de uma alternância entre sentimentos de grande alegria e exaustão neste estágio. Trabalhe com seu útero ao empurrar para baixo quando sentir o impulso. Siga os sinais de seu corpo e não se apresse. Tenha a intenção de relaxar e descontrair os músculos da superfície interna inferior pélvica cada vez que empurrar.

COMPREENDENDO AS CONTRAÇÕES

Cada contração uterina começa na porção superior de seu útero (*fundus*), onde se encontra o maior número de células musculares. A contração empurra para baixo pela parte central do útero e em direção à parte inferior alongada do colo do útero. Ao longo do trabalho de parto, a porção superior é mais ativa e se contrai mais intensamente por um período mais longo de tempo que a porção inferior. O segmento uterino superior se torna mais espesso, enquanto o segmento inferior mais passivo se torna mais adelgaçado.

As contrações são tipicamente brandas no princípio do trabalho de parto e tornam-se progressivamente mais fortes ao longo do trabalho ativo e da transição. A dor das contrações se deve, em parte, à disponibilidade reduzida de oxigênio para as células musculares contraídas e em parte à compressão de nervos no segmento inferior uterino à medida que o colo do útero é distendido e aberto.

A força fundamental que conduz o trabalho de parto são as contrações. Você pode imaginá-las como sendo ondas que começam num movimento suave, ganham ímpeto e crescem atingindo um pico e lentamente começam a baixar e ceder. Elas formam um padrão regular ao longo do trabalho de parto com períodos de descanso nos intervalos. Os períodos de descanso são importantes para a mulher em trabalho de parto, e para o bebê. O fluxo sanguíneo da placenta para o útero diminui com cada contração, mas rapidamente retorna ao normal durante o período de descanso. Quando a mulher aprende a relaxar e respirar durante os períodos de descanso, seu bebê recebe a nutrição e o oxigênio essenciais.

Exercício

SIMULANDO UMA CONTRAÇÃO – Preveja em torno de dez minutos para este exercício. Sente-se confortavelmente na beira de um cobertor dobrado ou de um travesseiro. Ponha para tocar uma música relaxante e suave, e tenha à vista um relógio de mesa com ponteiro de segundo. Agora feche os olhos e se concentre em sua respiração. Sinta o espaço dentro de seu corpo e veja se consegue encontrar seu centro. Observe sua respiração entrando e saindo de seu corpo. Depois que tiver observado sua respiração por alguns ciclos, estenda os braços para fora nas laterais do corpo mais ou menos à altura dos ombros, com as palmas das mãos viradas para baixo. Comece a agitar os braços para baixo e para cima alguns centímetros a cada um ou dois segundos, mantendo os ombros tão soltos e relaxados quanto puder. Envie um som através de seu corpo enquanto expira e solta o ar, conscientemente relaxando os músculos que não forem necessários para executar o exercício. Respire pela boca, quando exalar. Observe o que acontece com sua mente à medida que seus braços começam a se cansar. Continue retornando à sua respiração que use seus sons. Depois de noventa segundos, descanse os braços ao lado do corpo durante cerca de um minuto, então repita o movimento de agitar para cima e para baixo por mais noventa segundos. Preste atenção no que ajuda você a relaxar durante os períodos de repouso. Lembre-se de respirar fundo, longa e suavemente para nutrir e oxigenar você e seu bebê. Continue o exercício por no mínimo cinco e no máximo dez ciclos, estendendo e agitando os braços por noventa segundos e descansando um minuto.

COROAÇÃO – Depois que a cabeça de seu bebê deslizar sob o osso púbico e ultrapassar a saída pélvica, seu períneo começará a se esticar e se abaular para fora ao redor da cabeça de seu bebê. Essa fase é chamada de coroamento. Você pode sentir uma sensação de queimação e ardência, por vezes chamada de "o anel de fogo", em resultado do estiramento dos tecidos do anel vulvar. A sensação de queimação cederá alguns minutos depois, à medida que a pressão da cabeça de seu bebê torne dormentes os nervos do períneo. Esta sensação é um sinal para você reduzir a força de empurrar e começar a expelir lentamente seu bebê para fora. Mais um ou dois esforços para empurrar e a cabeça de seu bebê estará fora de seu corpo. Nesse ponto, seu bebê se virará de modo que os ombros dele possam passar sob o osso púbico. Seu médico ou assistente de parto poderá ajudar a manobrar o corpo do bebê. Uma vez que os ombros estejam liberados, ele deslizará para fora de seu corpo e entrará no mundo.

PREPARANDO O PERÍNEO – Massagear o períneo com óleo durante semanas antes de seu parto poderá ajudar a amaciar os tecidos. Use somente óleos vegetais naturais, como os de gergelim, amêndoas doces ou coco. Durante o trabalho de parto, explore posições diferentes que sejam confortáveis para você e lhe permitam se manter centrada durante a fase final do nascimento. Comunique suas necessidades a seu médico e às pessoas do grupo de apoio que a estiverem assistindo. Se for confortável para você, seu parceiro pode aplicar paninhos mornos, comprimindo-os delicadamente, em seu períneo durante a coroação; isso pode ajudar a reduzir a possibilidade de laceração dos tecidos perineais enquanto se distendem. Peça a seu parceiro ou à pessoa que a estiver assistindo no parto que lubrifique seu períneo com óleo morno quando seu bebê estiver na fase da coroação. Empurre delicada e lentamente para expelir seu bebê para fora de seu corpo e, se possível, estenda a mão para tocar na cabeça dele, de modo a se manter conectada enquanto ele emerge de seu corpo.

DANDO À LUZ SEU BEBÊ – Seu corpo protegeu seu bebê por nove meses dentro do útero. À medida que ele se move por seu corpo para entrar no mundo faça o máximo que puder para que ele se sinta seguro, aquecido e protegido. Peça que as luzes sejam mantidas suaves, para dar aos olhos dele tempo de se ajustarem. Mantenha o aposento aquecido, de modo que ele se sinta confortável. Peça para que ele seja posto imediatamente sobre sua barriga ou trazido a seus braços, de modo que continue a sentir sua presença carinhosa. Fale baixinho com ele, de modo que saiba que você está lá e que ele está seguro. Adie quaisquer procedimentos invasivos pelo máximo de tempo possível.

Terceiro estágio

A onda de emoções que você sente quando segura nos braços seu recém-nascido encoraja a liberação de hormônios que estimulam seu útero a se contrair de modo que você possa expelir a placenta. Não se apresse. O cordão umbilical e a placenta continuarão a pulsar e a trazer oxigênio a seu bebê enquanto ele estiver aprendendo a dar as primeiras respiradas. O cordão pode ser pinçado e cortado depois que tiver parado de pulsar. Após o nascimento do bebê, a placenta começa a se separar lentamente das paredes do útero. Isso, de maneira geral, leva entre dez e trinta minutos, mas por vezes pode demorar mais. Em pouco tempo seu útero começará a se contrair para expelir a placenta. A placenta é muito menor que seu bebê e geralmente é agradável empurrá-la para fora de seu corpo.

Depois que você dá à luz

Você terá passado por uma das experiências mais intensas de sua vida. Você terá trabalhado duro durante muitas horas ou até dias para trazer ao mundo seu bebê. Você provavelmente estará se sentindo suada, grudenta, ensanguentada, exausta e radiante. Seu ser inteiro esteve envolvido no nascimento de seu bebê. Planeje ter alguém disponível para cuidar de você nos primeiros minutos e horas depois do nascimento para nutri-la, acalentá-la e protegê-la. Você precisará de algum tempo para se recuperar dos rigores do trabalho de parto e começar a se sentir centrada novamente. Seu foco se modificará, de nutrir seu bebê dentro de você para nutri-lo no mundo. Você precisará ingerir alimentos nutritivos, líquidos que a hidratem e recomponham, e de algumas toalhinhas molhadas com água morna para limpar seu rosto e corpo.

Fortalecendo o vínculo

Em muitas culturas ao redor do mundo (e cada vez mais no Ocidente) os bebês são postos sobre a barriga das mães imediatamente depois do nascimento, de modo que mãe e bebê possam sentir, cheirar e tocar um ao outro. Os pais e os bebês devem estar juntos a partir do nascimento. Pesquisas já demonstraram que importantes laços de união começam a ser criados logo nos primeiros minutos e horas depois do nascimento, à medida que os pais e os bebês entram em contato uns com os outros, abraçando-se, falando, vendo e se tocando.

Os minutos e horas depois do nascimento são mágicos. A maioria dos novos pais tem dificuldade de encontrar palavras para descrever a profundidade e a intensidade de seus sentimentos à medida que interagem com seu bebê pela primeira vez. Quando você pegar seu bebê no colo e olhar nos olhos dele, você se descobrirá se apaixonando e não querendo se separar dele. Durante as primeiras duas horas, seu bebê se acomodará em um "estado de alerta silencioso" à medida que faz a transição do ventre para o mundo. Ele estará desperto, com os olhos abertos. Depois de algumas horas ele se acomodará num período de sono profundo. Independentemente de onde você estiver dando à luz, faça tudo o que puder para estar com seu bebê durante a primeira hora depois do nascimento, de modo que possa apreciar essas primeiras preciosas experiências com seu bebê.

Registrando suas experiências

Se você tiver energias, durante um momento sossegado, registre em seu diário suas experiências do trabalho de parto e nascimento, enquanto elas estiverem frescas em sua mente. Não só você apreciará ler essas primeiras impressões mais tarde, mas, depois de passados anos, seu filho terá acesso a seus pensamentos e sentimentos mais íntimos por ocasião da chegada dele. A seguir, apresentamos o registro de uma mulher, de sua experiência de parto.

A dor do parto é de uma categoria completamente diferente da de um braço quebrado ou de uma dor de dente. Enquanto eu fazia minha jornada pelo trabalho de parto, sabia que se esperava que eu estivesse sentindo essas sensações. Elas eram diferentes de qualquer coisa que eu jamais tivesse experimentado antes. Eu me senti como se estivesse trabalhando com meu corpo a partir das primeiras contrações e, à medida que elas se tornaram mais fortes, comecei a vagar mais profundamente para dentro de mim mesma. Embora eu me mantivesse consciente, minha mente tornou-se completamente silenciosa e me senti imersa em minha própria semiescuridão familiar.

Enquanto eu respirava e gemia, os sons me pareciam estar vindo de um lugar antiquíssimo e profundo dentro de mim. Eu estava de quatro, apoiada nos joelhos e nas mãos e imersa em água morna. Consegui relaxar entre as contrações e deixar minha cabeça pender para frente. Por vezes as contrações eram avassaladoras e eu gemia mais alto e mais fundo para liberá-las. Eu estava me esforçando muito para ficar presente com as sensações de meu corpo. Abrindo-me, respirando e descansando, meu corpo e mente se mantinham unidos. Meu espaço interior era minha realidade inteira. Eu me movia e me balançava para qualquer direção em que me sentisse bem.

Depois de algum tempo, as contrações tornaram-se mais fortes e usei minha respiração e gemidos para ficar com elas. À medida que as sensações se intensificaram, comecei a achar que talvez não fosse conseguir. Eu me inclinei para meu parceiro em busca de suporte e balancei de um lado para o outro com meu corpo. Meu ser inteiro tornou-se a contração.

E então chegou a hora de empurrar. De início pequenos empurrões, e aí tudo em mim estava envolvido naquele esforço, empurrando, empurrando meu bebê para baixo por meio de meu corpo. Meu corpo estava abrindo caminho. Ouvi a mim mesma gemendo. Estiquei o braço para baixo para sentir a cabeça de meu bebê e lá estava ela, projetando-se para fora de meu corpo. Havia uma sensa-

ção de ardência, e respirei levando o ar até ela; com o empurrão seguinte a cabeça de meu bebê saiu e eu a segurei e senti nas mãos. Era muito macia e redonda. Meus olhos ainda estavam fechados e eu estava bem fundo, lá dentro, sentindo tudo. Empurrei mais uma vez e meu bebê deslizou de dentro de mim. Abri os olhos e estendi as mãos para trazê-lo para o meu colo. Meus olhos se fecharam de novo. Ainda profundamente dominada pela experiência, ouvi meu parceiro dizer, com completo assombro e encantamento: – Meu Deus, meu Deus! Ela chegou!

Como preparar-se

Tanto o trabalho de parto quanto o nascimento são experiências intensas, e sentir alguma ansiedade enquanto você está se preparando para dar à luz seu bebê é absolutamente natural. Reconhecer os temores e dúvidas ajuda a dissipar o poder que eles têm sobre você. Dedique alguns momentos agora para sentir seu corpo e ver se você pode identificar quaisquer sensações desagradáveis ou observar onde você está contendo a apreensão e preocupação. Com sua atenção nessas sensações, use suas palavras para trazer à tona os temores que estiver sentindo. Faça três listas em seu diário, uma para as coisas a respeito das quais está preocupada, uma para as coisas a respeito das quais está insegura, e uma para as coisas a respeito das quais tem dúvidas.

O medo ativa a fisiologia do estresse resultando na liberação das poderosas substâncias químicas da resposta de fuga ou luta. Nem o impulso de lutar nem o de fugir de suas contrações lhe serão de qualquer utilidade durante o trabalho de parto. Os hormônios do estresse contraem as artérias do útero e reduzem a eficácia das contrações. Também já se demonstrou que a fisiologia do medo baixa o limiar da dor. Aprender a levar a si mesma de um estado de apreensão para um estado em que você se mantém centrada interiormente é uma habilidade valiosa que trará enorme benefício para você durante sua experiência de parto e durante toda a sua vida. Felizmente, você tem uma aliada preciosa para conseguir isso: a sua respiração. Quando sentir que está fora de controle, você pode voltar para seu centro através da respiração consciente.

Como usar sua respiração

A respiração é a ponte entre a sua mente, corpo e bebê. Quando você inspira profundamente, traz nutrição e oxigênio para dentro do corpo e do corpo de seu bebê. Quando expira, você libera dióxido de carbono e estresse. A nutrição de sua respiração penetra profundamente em cada uma de suas células e promove relaxamento. Respirar fundo e lentamente pode ajudá-la a liberar a tensão de todas as partes de seu corpo. Durante o trabalho de parto sua respiração será sua amiga íntima, ajudando-a a permanecer centrada, calma e energizada.

Os exercícios apresentados a seguir foram criados para fazer com que você tenha maior consciência de sua respiração. Conheça essas técnicas simples de respiração, que ajudam a integrar corpo e mente. Escolha os exercícios que lhe parecerem certos e pratique-os por cinco a dez minutos por dia.

Exercício respiratório n.º 1

PONTO DE ENTRADA E SAÍDA – Quando inspirar, imagine sua respiração como uma névoa relaxante, calmamente entrando em seu corpo, enchendo você de oxigênio e nutrindo-a.

Quando expirar, imagine sua respiração liberando lentamente seu corpo inteiro em um movimento descendente. Sentir isso a ajudará a deixar sair os enrijecimentos, a dor e tensão à medida que o ar sair de seu corpo. Concentre-se em exalações longas e lentas.

Agora imagine que você tem as narinas em algum lugar em sua barriga. Deixe que elas sejam seus pontos de entrada e saída. Feche os olhos e descanse as mãos sobre a barriga e durante os próximos minutos concentre-se em respirar, deixando o ar entrar e sair pelas narinas de sua barriga. Permita que cada inspiração entre e encha sua barriga, cercando seu bebê. À medida que deixar sair o ar, sinta os músculos de sua barriga relaxarem e permita que cada exalação seja longa e lenta, liberando a tensão e os pontos contraídos de seu corpo.

Agora imagine que seu ponto de entrada e saída seja o colo de seu útero. Feche os olhos e traga o ar para dentro por meio do colo de seu útero e sinta sua respiração fluir para cima, por seu corpo. Permita que ela encha sua barriga, tórax, pulmões e cérebro com uma névoa que a alimenta. Quando expirar, permita que sua respiração se libere delicadamente e bem devagar se espalhe para baixo por meio de seu corpo, removendo qualquer tensão e relaxando o colo de seu útero à medida que flui para fora.

Agora imagine que a entrada de suas narinas fique no lugar em que você se sente mais centrada em seu corpo. Permita que seu ponto de saída seja a sua boca. Quando trouxer o ar para dentro, envie sua respiração para cima por meio de seu corpo, em direção à garganta. Quando expirar, sinta a vibração de sua respiração fluindo por sua garganta e libere-a com um suspiro. Permita que seu pescoço e cabeça pendam para frente. Suavize e solte os ombros e sinta seu corpo inteiro solto e relaxado. Tenha consciência de seu peito se relaxando e deixe os músculos de sua barriga se soltarem.

Tente visualizar suas narinas de entrada de ar na base de sua coluna e as narinas de saída no alto de sua cabeça. Traga a respiração para dentro pelo osso da base da coluna e deixe-a fluir lentamente para cima ao longo de sua coluna, pela nuca e ao longo da cabeça até o topo. Quando expirar, envie sua respiração lentamente para baixo, através de seu centro. Sinta-a passar por seu coração, permitindo que ela flua ao redor do bebê e para fora, pelo colo do útero. Concentre-se em exalações em longas e bem lentas.

Exercício respiratório n.º 2

RESPIRAÇÃO DA ENERGIA – Este exercício respiratório traz energia para dentro de seu corpo e é benéfico em qualquer ocasião em que você se sentir fatigada. Pode ser útil durante o estágio de empurrar do trabalho de parto e em outras ocasiões em que você se sentir cansada ou precisar de mais energia.

Quando você inspirar, imagine sua respiração sendo energia pura entrando e enchendo cada célula de seu corpo. Visualize cada célula se conectando a esta fonte de energia vital à medida que o ar entra e se expande dentro de você. Quando exalar, permita que esta energia flua por você, sentindo-a revitalizar cada célula, tecido e órgão de seu corpo.

Exercício respiratório n.º 3

INDO MAIS DEVAGAR – Feche os olhos e dedique alguns minutos a sentir sua respiração enquanto ela entra e sai de seu corpo.

Depois de alguns minutos, pretenda que sua respiração se torne mais lenta. Não force qualquer mudança em sua respiração. A cada inalação, silenciosamente repita a palavra "devagar". A cada exalação, pense na palavra "mais". Continue a respirar assim por cinco a dez minutos, enquanto mentalmente repete as palavras: "mais devagar... mais devagar... mais devagar."

> *À medida que sua mente se cala, seu corpo assume o comando*

Exercício respiratório n.º 4

CONTAGEM REGRESSIVA – Feche os olhos e concentre-se na respiração. A cada inalação sucessiva, faça uma contagem regressiva de 10 a 1. A cada vez que exalar soltando o ar, traga uma palavra ou expressão que a fortaleça ou seja afirmativa para sua mente. Por exemplo, pode ser assim:

10... centrando-me
9... relaxando
8... liberando
7... abrindo-me
6... aceitando
5... entregando-me
4... confiando
3... tendo sucesso
2... tendo poder de dinamização
1... permitindo

Escolha as palavras que funcionam para você. Você descobrirá que esse processo rapidamente a trará de volta quando sua mente começar a ser dominada por apreensões e preocupações.

Exercício Respiratório n.º 5

DA CABEÇA AOS PÉS – Com cobertores ou travesseiros crie um espaço onde possa deitar-se confortavelmente. Depois que estiver acomodada com todo o conforto, feche os olhos e permita que seu corpo comece a relaxar. Sinta sua respiração se movendo por seu corpo. Em sua próxima inalação, traga o ar para cima desde a sola dos pés até o topo da cabeça. Quando exalar, escaneie seu corpo da cabeça aos dedos dos pés, liberando qualquer tensão que puder estar retendo, à medida que vai soltando o ar. Repita este processo durante cinco a dez minutos.

Exercício Respiratório n.º 6

RESPIRANDO COM SOM – Emitir sons pode ajudar seu corpo a relaxar e a se abrir. Gemer, suspirar, ou grunhir com o fluxo de saída de sua respiração cria uma vibração tranquilizadora que se move e ressoa com seu corpo inteiro. Encontre um tom ou um som que lhe pareça adequado. Muitas mulheres escolhem o som de "ahhh" para começar. Quando exalar, permita que sua respiração vibre ao longo da garganta, ressoe por seu corpo e saia por seu colo uterino. Concentre-se em exalações longas e lentas. Experimente sons que sejam altos e profundamente ressonantes. Continue durante cinco a dez minutos, experimentando sons diferentes.

Pratique gemer. Permita-se gemer. Gemer será delicioso quando você estiver em trabalho de parto. Não existem regras fixas. Não existe quem vá lhe dizer que você não pode fazer barulho. Quando as contrações ficarem fortes, permita-se gemer e grunhir. Permita que o som seja baixinho e permita que seja alto. Feche os olhos e acompanhe o som. Deixe que ele lhe pareça primitivo e que seja verdadeiro. Permita que seja profundo e que seja certo para você. Permita que o som a infunda e que ele absorva você. Permita que ele a ajude a se abrir e a ajude a amolecer. Deixe que ele a ajude a liberar e que ajude você a mergulhar para seu interior. Permita que ele a ajude a empurrar seu bebê para baixo e a fazer seu bebê sair.

Mantendo-se em contato

A sensação tátil, o toque, é um dos portais sensoriais mais importantes para sua farmácia interior. O toque consciente e acalentador pode reduzir o desconforto e acalmar a ansiedade. Nós recomendamos que faça experiências com diferentes técnicas de toque, para descobrir as que lhe trazem mais conforto.

Seu parceiro de parto será um aliado para ajudá-la a se manter centrada. Explore uma variedade de estilos e de pressões com seu esposo ou parceiro, de modo a poder comunicar suas necessidades durante o trabalho de parto.

MÃOS MACIAS

Crie um espaço com cobertores e travesseiros onde você possa deitar-se confortavelmente com seu parceiro sentado a seu lado. Feche os olhos e concentre-se em sua respiração. Depois de algum tempo, peça a seu parceiro que delicadamente ponha as mãos sobre seu coração. O toque deve ser calmante e reconfortante. Enquanto seu parceiro põe as mãos em você, permita que sua consciência receba o amor e o amparo carinhoso que lhe estão sendo enviados pelas mãos dele.

Depois de alguns minutos, peça a seu parceiro que mova as mãos para sua barriga. Enquanto elas delicadamente descansarem sobre sua barriga, sincronizem a respiração de modo a respirarem juntos; permita que energia reconfortante e calmante flua das mãos dele para dentro de seu corpo.

Aí peça a seu parceiro que ponha as mãos em sua cabeça e repita o processo de novo ao longo de vários minutos. Se houver outros lugares de seu corpo que você gostaria que fossem tocados, diga a seu parceiro que ponha as mãos neles. Faça uma anotação mental de quais são esses lugares que lhe são mais confortadores.

Experimente inverter o papel com seu parceiro, de modo que você faça os toques e ele os receba. Toque-o da maneira como você gostaria de ser tocada. Ensine seu parceiro como ele pode ser de maior ajuda para você.

O TOQUE LEVE

Constance Palinsky desenvolveu técnica do "toque leve" quando estava pesquisando sobre gerenciamento da dor e relaxamento. Ela pode ser usada para reduzir o desconforto durante o trabalho de parto e aumentar o relaxamento ao invocar o prazer através da superfície da pele. A técnica do toque leve também pode normalizar a frequência do batimento cardíaco e a pressão sanguínea.

O toque leve consiste em certa massagem suave como o toque de uma pena, que pode causar arrepios. Pesquisas demonstraram que essa técnica aumenta a liberação de oxitocina, o hormônio que facilita o trabalho de parto.

Pratique a técnica de massagem do toque leve com seu parceiro durante os últimos meses da gravidez. Observe como ela auxilia o relaxamento profundo e ajuda você e seu parceiro a aprofundarem sua conexão um com o outro, em preparação para o trabalho de parto.

Para praticar, deite-se com seu parceiro sentado confortavelmente a seu lado. Depois de alguns momentos de você manter os olhos fechados, seu parceiro começar a roçar de leve a superfície interna de seu braço da mão até sua axila. O toque é muito ligeiro e deve ser feito com as pontas das unhas ou dos dedos.

Depois de cerca de cinco minutos, peça a seu parceiro para trocar para o outro braço. Embora o toque leve seja feito nos braços, você descobrirá que tem um efeito relaxante em seu corpo inteiro. Esta técnica também pode ser aplicada a outras áreas do corpo, inclusive as palmas das mãos, o pescoço e ombros, e as coxas.

A técnica do toque leve é muito eficaz quando aplicada nas costas. Deite-se de lado ou na Posição da Criança apoiada sobre alguns travesseiros. Começando por seu pescoço, seu parceiro roça de leve em você numa formação em V para fora do pescoço, descendo pelas costas até as pontas externas das costelas. Os toques continuam descendo pelas costas inteiras até o sacro. Relaxe e aprecie as sensações.

Seu parceiro pode aprofundar o efeito calmante ao oferecer sugestões relaxantes enquanto ele está roçando sua pele muito suavemente. Por exemplo, ele pode dizer: "Enquanto eu acaricio seu braço, deixe que seu corpo se solte e relaxe", ou "À medida que você sentir cada toque, imagine as endorfinas que aliviam a dor se liberando e fluindo por seu corpo."

Contrapressão na base da coluna

À medida que o bebê se move mais profundamente para dentro do colo do útero durante o trabalho de parto, as mulheres sentem pressão ou dores persistentes de pequena intensidade na parte inferior da coluna. O desconforto pode aumentar durante as contrações devido à tração nos ligamentos largos do útero presos à coluna. Massagem e contrapressão podem ajudar a aliviar esse desconforto.

Pratique esse procedimento durante algumas das últimas semanas da gravidez, de modo que você e seu parceiro estejam familiarizados com a técnica e seus efeitos. Ele pode usar a base da palma da mão, o punho fechado ou uma bola de tênis.

Deite-se de lado ou ponha-se na Posição da Criança, com os olhos fechados, concentrando-se em sua respiração.

Diga a seu parceiro onde você acha que sentir pressão seria melhor, que é geralmente entre a parte inferior da coluna e o cóccix. Seu parceiro então pressionará a mão ou a bola de tênis contra a parte inferior de suas costas e devagar fará rotações com ela, em movimentos circulares. Essa massagem é de pressão profunda, e deve ser realizada lentamente e com muito pouco movimento. Mais uma vez, troque de papel com seu parceiro, de modo que ele possa sentir os efeitos diretos e responder a seus pedidos de ajustes. Mostre ao seu parceiro como realizar esse procedimento para lhe oferecer o máximo de benefício.

AFAGO NA COLUNA

Nesta massagem, seu parceiro começa por colocar a palma da mão direita sobre seu pescoço ao longo do lado direito de sua coluna e lentamente desliza a mão ao longo de suas costas até o cóccix. Então ele alterna com a mão esquerda, deslizando-a lentamente ao longo do lado esquerdo de sua coluna. Esse processo é repetido várias vezes durante cerca de cinco minutos. Se realizado com um passar de mão firme e reconfortante, esta massagem pode ajudar a aliviar a dor ou o desconforto durante ou entre as contrações.

Como criar um ambiente capaz de lhe dar apoio

Existem muitas coisas simples que você pode fazer para se proporcionar um pouco mais de conforto durante o trabalho de parto. Experimente algumas destas sugestões em casa, e prepare seu "kit de apoio para o trabalho de parto" com antecedência, de modo que ele esteja disponível quando você começar a ter as contrações.

COMPRESSAS QUENTES AROMÁTICAS

Compressas quentes podem ajudar a relaxar áreas doloridas e tensas em seu corpo. Ao longo de todo o trabalho de parto, o calor pode ser confortador durante e entre as contrações. Faça suas próprias compressas ao encher uma meia soquete cilíndrica limpa com arroz branco comum, até estar mais ou menos três quartos cheia. Acrescente ao arroz meia xícara de folhas ou flores de lavanda secas e então costure o cano da meia, fechando-o bem. Ponha a meia "recheada" no forno de micro-ondas durante dois ou três minutos. A meia permanecerá aquecida e ao mesmo tempo liberará o perfume de seu aroma durante cerca de meia hora.

ÁGUA E SUCO

É importante manter-se hidratada durante o trabalho de parto, uma vez que a desidratação pode fazer com que o trabalho de parto se torne mais lento ou se interrompa. Você estará fazendo muito esforço físico durante todo o trabalho de parto e poderá se sentir como se estivesse correndo uma maratona. Tenha bastante água e sucos de frutas disponíveis. Beba alguns goles de líquido nos intervalos entre cada contração. Tenha disponíveis alguns líquidos com açúcar e eletrólitos como, por exemplo, Gatorade para ajudar a manter o nível de energia, ou deixe pequenos cubos de gelo derreter em sua boca.

COMIDA

Faça uma refeição leve no princípio do trabalho de parto, de maneira que seu corpo tenha energia para sustentá-la até o nascimento. Se seu trabalho de parto for demorado e você sentir que está com fome, faça pequenas refeições ligeiras de alimentos de fácil digestão como sopa, bolachas d'água ou sorvetes de frutas. Se você estiver na sala de parto de um hospital, certifique-se de consultar as pessoas que estão lhe prestando assistência e dizer-lhes o que está com vontade de comer.

AROMA

Com um difusor, perfume os ambientes com aromas que sejam calmantes para você durante toda a gravidez. Os aromas que você tiver associado com relaxamento e conforto, ao longo dos muitos meses da gravidez, ajudarão a acalmá-la e reconfortá-la durante o trabalho de parto.

SEMIOBSCURIDADE

A maioria dos mamíferos busca espaços semiobscuros, com pouca luminosidade, para o processo do parto. Um quarto semiobscuro encoraja sentimentos de relaxamento e segurança. Quando a mulher se sente segura e relaxada durante o trabalho de parto, a oxitocina, o hormônio que facilita as contrações, é liberada e a adrenalina, que inibe as contrações, é reduzida. Um aposento semiobscuro cria uma atmosfera propícia à concentração interior.

BANHEIRA OU CHUVEIRO

A imersão em água quente pode ajudar a mulher em trabalho de parto a relaxar e reduzir o nível de dor. Da mesma forma, ficar de pé ou sentar-se debaixo do jato de um chuveiro de água morna com o bater rítmico da água espirrando na barriga ou costas doloridas pode ajudar a aliviar a dor, de modo que você possa fluir mais facilmente com suas contrações.

MÚSICA E SONS DA NATUREZA

Ouvir música ou uma gravação de sons da natureza pode ajudar você a relaxar enquanto estiver em trabalho de parto. Ponha para tocar músicas que sejam tranquilizadoras e inspiradoras para você. Experimente ouvir os sons do oceano, de um rio, ou de uma cachoeira e tenha fitas e CDs disponíveis, se eles tiverem efeito calmante para você.

BOLA DE PARTO

Algumas mulheres acham que o uso de uma bola grande de exercício, com cerca de setenta centímetros de diâmetro, pode ser útil durante o trabalho de parto. Você pode comprar uma na maioria das lojas de acessórios para ginástica ou em grandes magazines. Sente na bola com as solas dos pés plantadas no chão, e faça grandes movimentos circulares com seus quadris e pélvis. Este movimento ajuda a relaxar os músculos das costas e pelve. Algumas mulheres usam a bola ao longo do trabalho de parto.

Mensagem para seu parceiro de parto

Peça a seu parceiro de parto que leia esta seção.
Você desempenha papel essencial no processo do parto. É sua função apoiar incondicionalmente sua parceira e demonstrar, por palavras e ações, que você acredita nela. Fique ao lado de sua parceira de modo que ela possa senti-lo protegendo o espaço onde ela vai dar à luz. Mantenha a iluminação suave, fale baixinho, difunda aromas agradáveis no ambiente, dê-lhe água de beber, use compressas quentes, toque nela delicadamente, respire com ela, fale com as enfermeiras, cuide dos visitantes, e diga-lhe que você a ama. À medida que o trabalho de parto progredir, continue a procurar meios de confortá-la.

Tenha comida e bebidas disponíveis para se alimentar e beber de maneira que possa manter-se forte para ela ao longo das muitas horas do trabalho de parto. Tenha outras pessoas com quem possa contar para substituí-lo e dar apoio a ela e descanse quando precisar. Prepare uma lista escrita para servir de ficha de apoio, de modo que você possa consultá-la constantemente e examinar as oportunidades disponíveis de aumentar o nível de conforto de sua parceira. A ficha poderia conter uma lista semelhante à que apresento a seguir:

Eu me lembrarei de:

- Oferecer a ela alguma coisa para beber entre as contrações.
- Encorajá-la a esvaziar a bexiga.
- Sugerir que ela tome um banho morno de banheira ou de chuveiro.
- Respirar lenta e profundamente com ela.
- Fazer sons com ela.
- Experimentar usar uma compressa quente.
- Oferecer uma toalha úmida de água fria para ela pôr na testa.
- Caminhar com ela.
- Sugerir relaxamento por meio de toque.
- Ver se o toque leve em seu braço ou em suas costas a faz sentir-se bem.
- Aplicar pressão na parte inferior das costas se estiver doloridas.
- Dar-lhe espaço.
- Proteger a privacidade dela.

Dar à luz à sua maneira

Não existe maneira certa ou errada de dar à luz seu bebê. À medida que você entrar no estágio mais rigoroso das contrações, deixe de lado sua preocupação com a maneira como as coisas deveriam ser e simplesmente permita que ocorra o que está se desdobrando. Esteja em seu corpo e ouça as necessidades que ele lhe comunicar. Flua com sua respiração e vá devagar. Enfrente uma contração de cada vez e mantenha-se conectada com seu bebê. Sinta seu grupo de suporte ao seu redor. Ouça suas necessidades, confie em seus instintos e libere-se ao entregar-se ao processo. Liberte-se de suas preocupações e de seus temores. Mantenha-se presente e creia que sua experiência de parto está ocorrendo exatamente como deveria.

Encontre a posição de parto apropriada para você

As mulheres têm corpos diferentes e necessidades diferentes no que diz respeito a dar à luz seus bebês. A mesma posição não é adequada para todas. Se você se mexer e se locomover durante o trabalho de parto, instintivamente vai encontrar as posições em que se sente melhor. Embora isso possa não ser a norma em sua comunidade, posições eretas podem fortalecer as contrações uterinas e ajudar a abreviar o trabalho de parto.

Encorajamos você a experimentar ficar de pé, a se agachar, ajoelhar-se, sentar, e ficar de quatro, apoiada nos joelhos e nas mãos. Cada uma dessas posições usa a gravidade para ajudar o nascimento de seu bebê e merece ser experimentada durante o trabalho de parto. Elas podem ajudar o bebê a manobrar mais facilmente ao fazer seu caminho por sua pelve e pela passagem descendente até a abertura. Nos intervalos entre as contrações, encontre posições que naturalmente a ajudem a relaxar, tais como se ajoelhar, inclinar-se para frente, a Postura da Criança ou deitar-se de lado.

FICAR DE PÉ

Durante o princípio do trabalho de parto, você pode descobrir que tem condições de continuar com suas atividades normais e pode se beneficiar de uma caminhada. Andar ajuda seu bebê a descer pela passagem do canal pélvico e estimula contrações eficientes. Se você estiver de pé quando uma contração começar, incline-se dobrada para frente e apoie-se no peito de seu parceiro, numa cama ou no encosto de uma cadeira. Enquanto estiver dobrada para frente, experimente balançar sua pelve de um lado para outro, ou em movimentos lentos circulares.

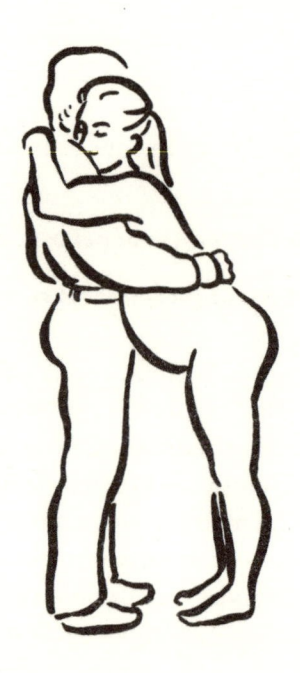

AJOELHADA

Ficar de joelhos pode ser uma posição útil ao longo de todo o trabalho de parto. Tente se ajoelhar com o torso em um ângulo perpendicular, apoiado em seu parceiro. Você também pode tentar se ajoelhar e se inclinar inteira para frente, apoiada em alguns travesseiros ou cobertores dobrados. Ajoelhar-se é especialmente útil se você estiver em trabalho de parto com o bebê em posição de nádegas. Enquanto estiver ajoelhada, apoiada nas mãos e nos joelhos, você pode girar sua pelve em círculos ou balançar-se de um lado para o outro. Isso quase sempre ajuda a virar um bebê em posição de nádegas, para uma apresentação de cabeça.

AGACHADA

Esta posição pode ser agradável intermitentemente durante todo o trabalho de parto, e pode ser útil para acelerar as contrações. Algumas mulheres acham que ficar agachada é a posição mais confortável e outras acham que ela torna as contrações intensas demais. Manter-se agachada estimula a descida do bebê e aumenta a pressão no colo do útero. Ouça o que seu corpo diz e use-a somente se for boa e confortável para você. Saia da posição agachada e descanse entre as contrações. Agachar-se pode ser de grande ajuda durante o segundo estágio, das forças expulsivas do trabalho de parto. Fazendo bom uso da força da gravidade, essa posição cria um ângulo eficaz para seu bebê descer pela passagem de seu canal pélvico.

SENTADA

Semelhante a agachar-se, sentar ajuda a dilatar o colo do útero, mas geralmente estimula contrações menos intensas. Tente sentar-se de frente para o espaldar da cadeira e inclinar-se, apoiando-se no espaldar. Alternadamente, sente-se na beira de uma cadeira e relaxe o corpo para frente, com os braços apoiados sobre as coxas. Algumas mulheres acham que sentar num vaso sanitário as ajuda a relaxar e soltar os músculos pélvicos e do colo do útero.

DEITADA DE LADO

Deitar de lado lhe permite ficar numa posição horizontal sem ter de se deitar de costas. Essa posição pode ajudar a retardar o trabalho de parto que estiver indo depressa demais. Posicione travesseiros debaixo da cabeça, barriga e entre os joelhos, para ficar mais confortável.

Seguir seus instintos é a coisa mais importante que você pode fazer durante o trabalho de parto. Você pode se colocar em várias posições e sair delas, ou é possível que descubra que prefere usar basicamente apenas uma. Ouça seu corpo e confie nele, para encontrar as posições que sejam mais eficazes e confortáveis para você.

Afirmações

É possível que haja momentos durante seu trabalho de parto em que seus pensamentos se tornem desconstrutivos porque você está cansada, ansiosa, frustrada ou desencorajada. Criar e desenvolver um repertório de afirmações positivas pode ajudar a transformar pensamentos negativos em positivos. Use suas afirmações quando expirar, quase como se fossem um mantra, mantenha a mente concentrada em pensamentos e imagens que sejam de utilidade para seu processo. Estes são alguns exemplos de afirmações que mulheres em trabalho de parto acham úteis:

> Enquanto solto o ar em minha respiração, o colo de meu útero amolece.
> Cada contração está ajudando a me abrir.
> Ao soltar o ar, confio em meu corpo.
> Eu inspiro força. Eu exalo resistência.
> A energia entra. A tensão vai embora.

Encontre suas próprias afirmações e anote-as. Pratique-as por alguns minutos todos os dias ao fechar os olhos e pensar em suas afirmações enquanto respira.

Respeitando a sabedoria interior

Para realizar o milagre fisiológico do trabalho de parto e do nascimento, seu corpo acessa uma inteligência interior que se desenvolveu ao longo de milhões de anos de evolução. Uma parte essencial desse processo antiquíssimo é a produção e liberação de substâncias químicas mensageiras naturais que facilitam o parto de seu bebê. Endorfinas e oxitocinas estão dentre os mais importantes medicamentos de sua farmácia interior.

ENDORFINAS

As endorfinas foram descobertas quando os cientistas procuravam compreender por que pessoas respondem a poderosos medicamentos para aliviar a dor, tais como a codeína e a morfina. Descobriu-se que essas drogas são eficazes porque mimetizam os sedativos naturais para a dor produzidos pelo corpo, conhecidos pelo nome endorfinas. A palavra *endorfina* é derivada da expressão "morfina endógena". Liberam-se endorfinas quando o corpo necessita aliviar a dor, durante a prática de exercícios físicos, durante relaxamento e durante qualquer atividade que gere sentimentos de conforto, prazer ou entusiasmo. À medida que uma mulher progride ao longo do trabalho de parto, as endorfinas se concentram em seu corpo para ajudar a aliviar o desconforto e aumentar o relaxamento. Elas são mais prontamente liberadas quando a mulher se sente segura e apoiada.

OXITOCINA

A oxitocina é um hormônio produzido no hipotálamo do cérebro e liberado na corrente sanguínea pela porção posterior da glândula pituitária. Ele é secretado durante o trabalho de parto, quando o feto estimula o colo do útero fazendo com que os músculos uterinos se contraiam. Além de seu efeito sobre o útero, a oxitocina também é importante para promover a liberação de leite nas mamas maternas. O mais importante deflagrador para a liberação da oxitocina é a estimulação física dos mamilos. Existem indicações de que a oxitocina também é importante para a criação do vínculo mãe-bebê, uma vez que existem receptores cerebrais para a oxitocina, que se acredita operar como um hormônio facilitador para o comportamento maternal. A oxitocina é liberada em pequenos jatos, em vez de em um fluxo constante e pode ser inibida pelo medo ou por estresse.

Quando o trabalho de parto não está progredindo, seu médico poderá prescrever oxitocina para estimular seu útero. Estimular seus próprios mamilos poderá ajudar a aumentar a força ou a frequência de suas contrações, ao aumentar naturalmente a liberação da oxitocina.

Respeitando o tempo

Nesta era tecnológica de informações quase instantâneas, é fácil esquecer que os processos fisiológicos têm seus próprios ritmos. O nascimento tem seu próprio relógio, e é importante lembrar que seu bebê nascerá quando seu corpo e ele estiverem prontos. A data prevista para seu parto é uma estimativa aproximada, não o apito final em uma partida esportiva. A maioria das pessoas não dá à luz na data prevista e não é incomum entrar em trabalho de parto uma ou duas semanas antes ou depois do dia previsto para o parto. Respeite o processo de seu bebê vir ao mundo ao permitir que seu trabalho de parto e o nascimento se desenrolem naturalmente.

A rede de segurança médica

A mulher pode estar conectada com seu corpo e seu bebê durante o nascimento, quer ela receba ou não cuidados médicos. A decisão de receber intervenção médica não significa que você se torna uma participante passiva em sua experiência de dar à luz. Mesmo se você precisar de remédios durante o trabalho de parto, você pode estar poderosamente presente enquanto dá à luz seu bebê.

Os seres humanos têm dado à luz bebês há centenas e milhares de anos. Com o advento do atendimento obstetrício moderno, tem havido uma tendência crescente para intervir mais cedo, o que nem sempre pode atender aos melhores interesses de mãe e bebê. A rede de segurança fornecida pela medicina moderna é de valor inestimável e, apesar disso, reduzir a necessidade de intervenção médica é um objetivo meritório.

A instrução e a preparação capacitam as mulheres a terem escolhas mais amplas no processo do parto, permitindo-lhes tomar decisões bem fundamentadas para si próprias e seus bebês. É útil que você conheça e compreenda as possíveis dificuldades que podem surgir durante o trabalho de parto, de modo que você possa ser uma participante ativa em seu próprio tratamento. Se o trabalho de parto deixar de progredir, se a dor se tornar insuportável, se a exaustão a dominar, ou se houver quaisquer sinais de que o bebê está sofrendo devido a alguma dificuldade, a rede de segurança médica está presente para cuidar de você. Vamos examinar as intervenções médicas mais comuns que podem apresentar-se durante o processo de parto.

Monitoração fetal externa

A monitoração fetal externa é usada rotineiramente na maioria dos hospitais para acompanhar a frequência de batimentos cardíacos fetais e as contrações uterinas. Um monitor pode estar preso com tiras ao redor de sua barriga por vinte minutos em cada hora em um ambiente hospitalar. Durante as contrações normais, há um declínio temporário de fornecimento de oxigênio para o bebê, resultando numa ligeira baixa na frequência de seu batimento cardíaco, que retorna ao normal durante os períodos de descanso. O monitor registra esses padrões para o responsável por seus cuidados médicos, com o objetivo de reduzir o risco de problemas com o bebê, enquanto mantém o nível mais baixo possível de intervenção médica.

Infelizmente, existem estudos que mostram que a monitoração contínua resulta em índices cada vez maiores de partos por cesariana, que nem sempre são benéficos para mãe e bebê. Se seu trabalho de parto for monitorado, desempenhe papel ativo no processo de tomada de decisões. Se a monitoração mostrar que seu bebê está em estado de sofrimento, tente tomar medidas potencialmente úteis, como mudar de posição, virar de um lado para outro, receber um suplemento de oxigênio, e, se estiver sendo medicada com pitocina, peça que a medicação seja interrompida. Evidentemente, se essas medidas simples não aliviarem o problema, esteja receptiva para qualquer coisa que seja necessária para ter o melhor resultado possível para você e seu bebê.

Acesso intravenoso

O acesso intravenoso (IV) através de um cateter é considerado um procedimento de rotina em muitos hospitais, de maneira a manter a mãe hidratada em trabalho de parto e fornecer acesso a outros fluidos ou medicamentos, caso necessário. Se você estiver dando à luz em um hospital, converse com seu médico sobre a orientação recomendada quanto ao acesso IV. Estudos mostram que mulheres bem hidratadas têm trabalho de parto mais rápido do que as que não estão. Se isso for uma opção, veja se consegue manter a hidratação necessária, ao beber água e sucos durante o trabalho de parto. Um cateter IV sempre pode ser colocado em algum ponto, se você precisar receber medicamentos. Nossa experiência é de que mulheres fortalecidas pela confiança na sabedoria de seus corpos em trabalho de parto beberão a quantidade adequada de líquidos durante esse procedimento, especialmente se seus parceiros lhes recordarem isso.

Pitocina para produzir ou estimular o trabalho de parto

Para auxiliar a estimulação de contrações ou para acelerar trabalho de parto que está tendo progresso lento, a pitocina, uma forma sintética do hormônio da pituitária oxitocina, pode ser administrado por via intravenosa. Seu corpo naturalmente produz oxitocina em explosões rápidas para facilitar as contrações, mas a pitocina é administrada por via intravenosa em fluxo contínuo. Em consequência, ela pode produzir contrações excepcionalmente fortes. Com a administração de pitocina, a monitoração contínua é obrigatória, para assegurar que as contrações fortes não estejam impedindo o fluxo de sangue para o bebê. Devido à força das contrações induzidas pela pitocina, as mulheres em que ela é administrada mais comumente necessitam de medicamentos para a dor, inclusive anestesia peridural.

Existem ocasiões em que, claramente, a pitocina é necessária para estimular o trabalho de parto, e seu uso apropriado pode reduzir a necessidade de um parto por cesariana. Por outro lado, não é uma droga que deva ser usada de maneira casual. É difícil apoiar a escolha cada vez mais generalizada de induzir o trabalho de parto com pitocina meramente por uma questão de conveniência. Trabalhos de parto induzidos eletivamente são associados à maior incidência de partos por cesariana, partos com uso de fórceps, e anestesia epidural. Informe-se sobre os benefícios e riscos antes de permitir que uma droga seja administrada a seu corpo.

Alternativas naturais para estimular o trabalho de parto

Se o trabalho de parto estiver lento, vale a pena tentar aumentar suas contrações com abordagens naturais, antes de passar para a administração de pitocina. Consulte o responsável pelos cuidados com sua saúde e atendimento, antes de usar as seguintes técnicas para estimular o trabalho de parto.

ACUPUNTURA E ACUPRESSÃO

Um número considerável de relatos indica que acupuntura, acupuntura com eletroestimulação, e acupressão podem estimular o trabalho de parto tardio, se seu colo do útero começou a amolecer e a se adelgaçar. Embora a ciência ainda esteja em sua infância, não há risco algum em estimular alguns pontos de acupuntura. De acordo com relatos, dois pontos têm sido considerados eficazes para acelerar o trabalho de parto, um nas mãos e outro acima dos tornozelos. O ponto *Intestino Grosso 4 (Ho-Ku)* fica localizado no dorso da mão, na teia muscular entre o polegar e o dedo indicador; o ponto *Baço 6 (San-Yin-Chiao)* fica na superfície interna da parte inferior da perna, a cerca de 7,62 centímetros do osso protuberante do perônio na superfície interna do tornozelo.

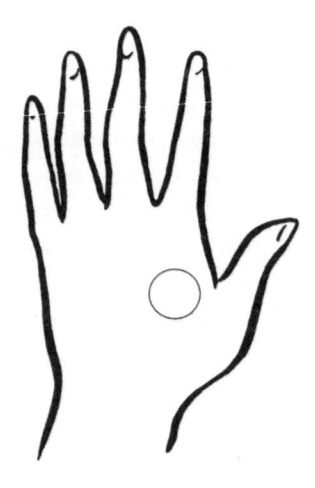

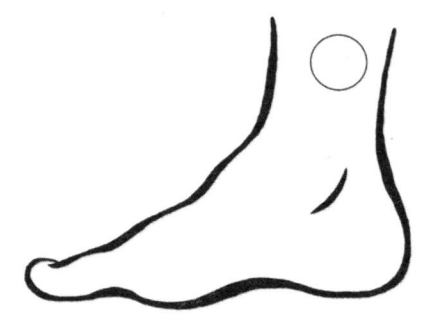

Peça a seu parceiro que estimule esses pontos ao massageá-los firmemente com o polegar por um minuto de cada vez. A pressão deve ficar no limite de ser desconfortável. Ele deve alternar estimular os pontos em suas extremidades superior e inferior tanto do lado direito quanto do lado esquerdo.

FAZER AMOR

Já se costumou dizer que "O que pôs para dentro o bebê pode ajudar a fazer o bebê sair". A oxitocina é liberada durante o orgasmo da mulher e o sêmen do homem contém prostaglandinas. Essas duas substâncias químicas ajudam a estimular as contrações e a amolecer o colo do útero. Não faça sexo se a bolsa d'água tiver rompido.

ESTIMULAÇÃO DOS MAMILOS

A estimulação dos mamilos resulta na liberação do hormônio oxitocina de sua glândula pituitária, o que facilita que as contrações comecem ou continuem. Acaricie levemente seus mamilos ou peça a seu parceiro que os acaricie com a língua ou os chupe. Você deverá ter o cuidado de não estimular excessivamente seu útero, de modo que comece estimulando um mamilo de cada vez, por alguns minutos, a cada par de horas.

Gel de prostaglandina

Um gel feito de prostaglandina sintética tem-se demonstrado eficiente para amadurecer o colo do útero e induzir o trabalho de parto, quando aplicado na vagina. Em um número considerável de estudos, mulheres em quem se aplicou esse gel de prostaglandina chamado *misoprostol* tiveram menos necessidade de anestesia epidural, de estimulação com pitocina e de partos por cesariana. Ele pode causar estimulação uterina, se você estiver considerando a possibilidade de induzir o trabalho de parto, consulte seu médico se seria possível usá-lo como opção.

Anestesia epidural

O espaço epidural é um espaço considerável contendo plexos vertebrais venosos e tecido gorduroso entre os ossos de sua coluna (vértebras), a dura-máter da medula espinhal que contém a medula espinhal e os nervos. Medicamentos analgésicos são administrados no espaço epidural por meio de um fino cateter de plástico, colocado por um anestesista com o uso de uma agulha. A agulha é removida e o cateter deixado no lugar. O pequeno tubo fica conectado a uma bomba que continuamente infunde o medicamento. Quando um medicamento anestésico é gotejado ao redor dos nervos espinhais, os sinais de dor do corpo ficam embotados.

A mulher, de maneira geral, começa a sentir uma dormência depois de cinco ou dez minutos que a medicação é injetada. É necessária a colocação de um cateter intravenoso e sua mobilidade fica limitada. Como a anestesia epidural pode retardar o trabalho de parto, é mais comum que o uso de pitocina seja necessário. Embora a anestesia epidural seja de uso rotineiro em muitas salas de parto hospitalares e haja uma tendência para administrar dosagens mais baixas do medicamento, esse procedimento é associado a trabalhos de parto mais prolongados e a uma possibilidade maior de ser necessário o uso de instrumentos durante o nascimento. Em estudos de grande porte, os bebês nascidos de mulheres recebendo anestesia epidural apresentam escores Apgar mais baixos, uma avaliação do estado físico do recém-nascido por atribuição de valores numéricos a cinco critérios (frequência cardíaca, esforço respiratório, tônus muscular, resposta a estímulos, e cor da pele). Contudo, os bebês cujas mães receberam anestesia epidural geralmente são mais saudáveis ao nascer do que aqueles cujas mães receberam medicamentos narcóticos.

Não existe uma resposta definitiva sobre se é certo ou errado usar anestesia epidural. Para muitas mulheres, o alívio da dor justifica plenamente correr os pequenos riscos aumentados. Outras preferem enfrentar a dor do trabalho de parto através de meios naturais. Recomendamos que você se informe sobre os prós e os contras da anestesia epidural, e faça uma escolha consciente para si mesma e seu bebê.

Narcóticos

Um narcótico tira a agudeza da dor, embora raramente a elimine por completo. Esses fortes medicamentos analgésicos são administrados por via intravenosa ou por injeção intramuscular. A medicação administrada por via intravenosa faz efeito mais rápido, mas não dura tanto tempo quanto os medicamentos narcóticos administrados por via intramuscular. É comum a mulher se sentir sonolenta e nauseada depois de receber uma aplicação de substância narcótica.

Medicamentos narcóticos entram na corrente sanguínea de seu bebê logo depois que você recebe sua aplicação, e em altas dosagens podem afetar a pressão sanguínea e respiração do bebê. Se houver resíduos de medicamentos narcóticos no corpo de seu bebê no nascimento, ele pode ter uma resposta de sucção de mamada fraca durante alguns dias. Tente usar a menor quantidade possível de drogas narcóticas necessárias para lhe proporcionar o controle adequado da dor, e tente limitar o uso de narcóticos à medida que você se aproxima da data de dar à luz seu filho.

Episiotomia

Uma episiotomia é uma incisão cirúrgica entre 1,50 centímetro e 2,50 centímetros, feita no períneo durante o coroamento para aumentar a abertura através da qual seu bebê passa. A incidência desse procedimento cirúrgico varia muitíssimo. Em alguns hospitais e maternidades, as episiotomias são realizadas em apenas 20 por cento dos nascimentos, enquanto em outros o procedimento é usado em mais de 70 por cento. Embora os índices globais tenham baixado ao longo dos últimos vinte anos, um relatório da Thomas Jefferson University na Filadélfia sugeriu que o procedimento só deve ser necessário em menos de um em cada cinco nascimentos vaginais. Em vez de diminuir as probabilidades de lacerações mais graves por ocasião do parto, a maioria dos levantamentos indicou, na verdade, que há um risco maior para mulheres que se submetem a episiotomias.

Os estudos assinalaram que a posição da mulher na hora do parto está correlacionada ao risco de laceração perineal. A questão mais importante é que a mulher ouça seu corpo e encontre a posição que parece certa para ela. Em vez de aceitar o ponto de vista de que uma posição serve para todas, nós a encorajamos a se movimentar e mudar de posição até encontrar a que seja melhor para ela. Em alguns estudos, dar à luz na posição deitada de lado apresentou o menor risco de lacerações.

Com bastante antecedência antes de seu parto, tenha uma conversa com seu médico a respeito de qual é a prática habitual dele com relação a considerar a episiotomia um procedimento de rotina, e sobre suas preferências pessoais. Quando mulheres são encorajadas a empurrar de acordo com seu próprio ritmo e assumem uma posição de expelir que seja confortável para elas, reduz-se a incidência de lacerações ou de necessidade de episiotomias. Um relatório recente da Austrália constatou que a incidência de episiotomias entre obstetras era cinco vezes mais alta que o índice entre parteiras, indicando que permitir que o trabalho de parto se desenrole de acordo com seu próprio ritmo pode reduzir a necessidade de intervenção médica.

Parto por cesariana

O corte cesariano é o parto cirúrgico de um bebê por meio de uma incisão através da parede abdominal e do útero da mulher. Quase um em cada quatro bebês na América nascem por incisão cesariana, embora geralmente seja aceito que em gestações de baixo risco o índice deva ser próximo de um para cada sete. O termo *cesariano* vem da crença de que Julio César teria nascido assim, embora não seja verdade; o fato é que a lei romana se chamou *lex caesarea*.

Se, por uma variedade de motivos, um bebê não pode ter um parto vaginal seguro, o parto por cesariana pode ser indicado. Se a cabeça do bebê for grande demais, se a placenta estiver bloqueando a cérvice, ou se o trabalho de parto não apresentar progresso, por exemplo, uma incisão cesariana pode ser a melhor solução. Os índices de nascimentos por cesariana variam muitíssimo ao redor do mundo, ressaltando os diferentes limiares de fazer recurso ao parto cirúrgico. Embora no passado se tenha acreditado que "uma vez cesariana, sempre cesariana", agora existem boas indicações de que de 60 por cento a 80 por cento de mulheres que anteriormente fizeram partos por cesariana são capazes de ter um parto vaginal subsequente seguro. Existem muitas vantagens para se optar pela via cesariana, inclusive estadas mais breves no hospital, recuperação mais rápida, riscos mais baixos de infecções, e menos necessidade de transfusões de sangue.

Se, a despeito de suas melhores intenções e esforços, for determinado que fazer uma cesariana é necessário, o procedimento será realizado com uso de anestesia espinhal ou epidural, e você estará acordada para ver o nascimento de seu bebê. Se a cesariana for uma operação de urgência, você poderá receber uma anestesia geral para fazê-la dormir. Uma enfermeira raspará os pelos abdominais e da região púbica e uma IV será colocada em seu braço para lhe administrar os líquidos e medicamentos necessários. Você também terá um cateter urinário inserido, para manter sua bexiga vazia.

Depois desses preparativos iniciais, você será levada para a sala de parto, onde seu abdome será lavado com uma solução antisséptica e coberto por lençóis esterilizados. O cirurgião então fará uma incisão em seu abdome. Você poderá sentir alguma pressão e ouvir alguns sons desconhecidos enquanto isso é feito, mas não deverá sentir dor alguma. Seu bebê será retirado de seu corpo e entrará no mundo. O tempo desde a incisão até o nascimento de seu bebê é geralmente de dez minutos. O reparo cirúrgico de sua incisão levará mais trinta ou quarenta minutos.

Pergunte a seu médico se os lençóis que cobrem o campo estéril podem ser abaixados, de modo que você possa ver seu filho vir ao mundo. No momento em que for retirado, a boca e o nariz de seu bebê passarão por uma sucção e depois ele será levado para uma mesa com aquecimento, para ser examinado. Seu parceiro poderá estar lá, juntinho dele. Depois desses procedimentos iniciais, o bebê será embrulhado numa manta, e trazido até você por alguns minutos. Enquanto sua placenta estiver sendo retirada e seu corte sendo fechado, seu bebê poderá ser levado para uma incubadora ou para uma outra sala, para observação adicional. Seu parceiro pode ficar com o bebê durante esses procedimentos. Depois que a cirurgia estiver concluída, você será levada para uma outra sala, para se recuperar.

Considere a possibilidade de fazer um parto por cesariana e pense a respeito de como você pode tornar essa experiência tão positiva quanto possível. Você não está apenas se submetendo a uma cirurgia, está dando à luz seu bebê. Se estiver fazendo uma cesariana eletiva, crie um ritual especial para a manhã do nascimento do bebê. Ponha velas ao seu redor e ao redor de seu parceiro, ligando-se um ao outro e ao bebê de vocês no dia do nascimento dele. Leia um poema ou diga algumas palavras, para convidar seu bebê a vir ao mundo. Durma com uma das mantas de seu bebê junto a seu corpo na véspera de sua cesariana, de modo que ela tenha seu cheiro na manhã da chegada dele. Leve essa manta consigo para o hospital e peça que ele seja embrulhado nela depois que nascer. Veja se seu parceiro pode tirar fotografias e peça que seu bebê seja trazido para junto de você tão logo possível.

O aspecto mais importante de sua recuperação de uma cesariana é ter pessoas para lhe dar apoio. No hospital e em casa, rodeie-se de pessoas que possam cuidar de você, mimá-la como se fossem mães. A maioria das mulheres fica no hospital de dois a quatro dias, e necessita de várias semanas para se recuperar plenamente da cirurgia. Seu bebê estará procurando pela conexão com você, querendo ouvir sua voz, e buscando o conforto de seu cheiro conhecido. Mantenha-o bem perto de você enquanto se recupera.

A história espantosa de um nascimento

O parto é uma ocasião de poder e de entrega, de começos e fins, de sentimentos primordiais e de novidade absoluta. A história pessoal do seu nascimento faz eco às histórias de mulheres desde os primórdios da humanidade, e apesar disso pode ser inteiramente singular. Permita-se estar presente para a experiência mais espantosa de sua vida. A seguir apresento a história de uma mulher:

Depois de horas de trabalho de parto inicial, minhas contrações aumentam. À proporção que elas continuam a se intensificar, as ondas de sensações se tornam estranhas e há apenas uns poucos minutos de período de repouso entre cada uma. Eu comecei a pensar para comigo mesma: "Isto realmente é difícil, talvez eu não vá conseguir."

À medida que respiro durante uma outra contração, sinto meu corpo apoiado no de meu parceiro. Olho nos olhos dele e vejo que ele está aqui comigo, e penso: "Eu vou conseguir."

Mudo de posições, acompanhando minha respiração enquanto me acomodo em meu íntimo. Ouço meu corpo e, à medida que me sinto respirando, entrego-me às sensações. Quando a dor se intensifica, a dúvida surge novamente e penso: "Isto é muito mais difícil do que eu me lembrava... Eu não vou conseguir."

Meu parceiro me toma em seus braços e escuto minha médica dizer: "Eu sei que é difícil, mas você está indo muito bem. Tudo está correndo bem e seu corpo está funcionando perfeitamente."

Volto para dentro de meu corpo, e vou sentindo cada contração me levar muito além do limite, para onde eu havia pensado que não conseguiria ir. Estou gemendo e respirando enquanto meu corpo se abre. Começo a chorar e me permito perder o controle enquanto gemo. Penso: "Eu não sei quanto mais tempo vou conseguir continuar fazendo isso."

As sensações são avassaladoras. Sinto-me como se quisesse vomitar e a base de minha coluna está doendo. Meu parceiro faz pressão com a mão nas minhas costas para aliviar a dor e sinto o primeiro impulso de empurrar. Relaxo o corpo e começo a empurrar para baixo. Com cada esforço, sinto meu bebê se mover mais para o fundo.

Depois de algum tempo minha médica carinhosamente alisa meu cabelo e diz: "Agora, pequenos empurrões. A cabeça de seu bebê está bem aqui. Estique a mão e toque nele. São apenas mais alguns esforços e ele estará aqui."

Posso sentir a cabeça de meu bebê no limiar do nascimento. Mais um outro empurrão, e pronto, ele está saindo de mim para o mundo. Eu o seguro aninhado contra meu peito e o tomo em meus braços pela primeira vez. Enquanto olho nos olhos dele, penso: "Esta é a coisa mais maravilhosa que já fiz na vida. Eu dei à luz este lindo bebê!"

Vivifique por meio de sua atenção

- Ponha as mãos sobre a barriga algumas vezes ao longo do dia e envie pensamentos amorosos a seu bebê por nascer.
- Escreva todos os dias em seu diário sobre suas experiências.
- Logo no início da gravidez, plante uma árvore ou arbusto florido, para simbolizar o crescimento de seu bebê em seu ventre. Depois que a criança nascer, vocês poderão cuidar da planta juntas.
- Leia histórias encantadoras e poesia sensível em voz alta para seu bebê e ouça músicas bonitas e relaxantes todos os dias.
- Faça uma massagem de óleo diariamente em si mesma antes do banho.
- Difunda um aroma enquanto estiver ouvindo música, tomando um banho de imersão na banheira ou meditando para criar a associação entre a fragrância e o estado de consciência relaxado.
- Certifique-se de incluir todos os seis sabores disponíveis em suas refeições ao longo do dia.

- Escolha fazer refeições ricas em cores, aroma e textura.
- Esteja atenta enquanto fizer suas refeições. Faça pelo menos uma refeição por semana em silêncio, dedicando-lhe sua plena consciência.
- Pratique meditação por vinte ou trinta minutos duas vezes por dia.
- Preste atenção aos sinais de estresse que perceber ao longo do dia e empregue comportamentos de redução de estresse para minimizar os efeitos prejudiciais do estresse sobre você e seu bebê por nascer.
- Pratique posturas de ioga com consciência e regularidade, tratando seu corpo com gentileza e respeito.
- Aproveite sua gravidez como uma oportunidade para experimentar abordagens mais naturais de tratamento e cura para pequenos problemas comuns de saúde.
- Sempre que surgirem sintomas de desconforto, faça uma lista mental e verifique os itens, para se certificar de que esteja dedicando o tempo necessário para relaxar, comer apropriadamente, beber bastante líquidos e se exercitar regularmente.
- Crie e cultive o hábito de manter uma linha de comunicação sempre aberta com seu médico ou a pessoa responsável pelos cuidados com sua saúde e tenha um limite baixo de tolerância para consultá-lo sobre qualquer problema físico ou emocional que surja.
- Assuma o compromisso de aperfeiçoar sua capacidade de comunicação consciente. Quando estiver se sentindo infeliz ou desapontada, identifique de que você realmente precisa e aplique o comportamento que vá satisfazer sua necessidade.
- Pratique os sete passos para a liberação emocional quando estiver passando por momentos de turbulência emocional. Observe como o processo pode ser fortalecedor e dinamizador quando você assume a responsabilidade por seus sentimentos.
- Sempre que estiver encontrando dificuldade para se comunicar com seu parceiro, crie uma oportunidade para praticar o ouvir consciente.

- Conheça bem os estágios e fases do trabalho de parto e nascimento. O bom conhecimento desse mapa aumentará a probabilidade de que você chegue aonde quer ir.
- Pratique seus exercícios respiratórios de modo que possa lançar mão de ampla variedade de técnicas durante o trabalho de parto.
- Explore com seu parceiro de parto as várias técnicas de massagem, pressão, e de respiração, de modo que você possa sentir-se mais confiante de que ele estará ao seu lado quando precisar da assistência dele.

CAPÍTULO 8

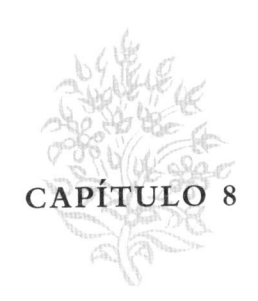

Nutrindo a mãe e o bebê

Sempre presente, que tudo impregna,
Que tudo conhece, eterno, sem motivo ou causa.
Maior que os maiores.
Menor que os menores.
Começas tua jornada como uma partícula de inteligência.
Alimento, imagens, lembranças, e desejos,
Transformam-te em células, olhos, ouvidos e carne.
Curvando-te para trás dentro de ti mesmo,
Crias sempre, vez após vez.

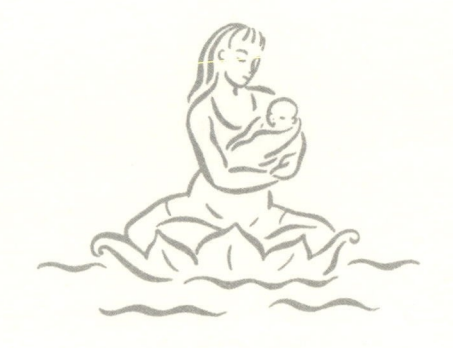

És o amante e o amado.
És aquele que vê e a visão,
O criador e a criação.
Contempla esta criança vinda do ventre da criação.
Através da semente do homem,
Para o ventre da mulher,
A nós tu retornas sempre, vez após vez,
Sempre a dançar tua dança cósmica.
— DEEPAK CHOPRA

O nascimento de seu bebê é um princípio mágico. Você foi a participante principal em um processo criativo através do qual uma nova vida se tornou manifesta. Os próximos dias, meses e anos serão devotados a nutrir e acalentar seu bebê de modo que ele possa realizar o pleno potencial de ser humano.

Conceber, gestar e dar à luz um bebê pode ser a experiência mais espantosa, maravilhosa e intensa de sua vida. Logo após a gravidez e o nascimento, é comum sentir uma combinação de êxtase e exaustão. Por favor, dedique algum tempo a conscientemente reduzir o ritmo de suas atividades e a respeitar a si mesma, ao seu parceiro e ao seu bebê. Crie espaço, ao longo das próximas semanas, para relaxar, meditar e dormir tanto quanto puder, permitindo que seus ritmos e os de seu bebê recém-nascido se entrosem e caminhem juntos. Quanto mais você descansar, mais será capaz de apreciar seu novo bebê. Para conseguir isso, você precisará temporariamente abrir mão de sua necessidade de manter tudo mais na vida sob controle, fazer do vínculo que a une a seu bebê e rejuvenescer em si própria suas mais altas prioridades.

Dê-se a permissão para abandonar a limpeza da casa e as tarefas domésticas por algum tempo. As primeiras semanas depois do parto passam incrivelmente depressa. Vá bem devagar e aprecie cada momento. Crie um santuário tranquilo ao seu redor e de seu bebê. Dedique algum tempo a fechar os olhos e respirar. Tente não sair apressada para o estágio seguinte, antes de vivenciar plenamente o estágio que está vivendo. Cerque-se de música relaxante e aromas calmantes. Monte um sistema de apoio para ajudá-la com as refeições, a limpeza e as tarefas domésticas, de modo que você possa concentrar sua energia em cuidar do bebê e de si mesma. Seu corpo necessita de tempo para se ajustar às mudanças fisiológicas dramáticas que ocorrem depois do parto. Respeite seu corpo ao dar-lhe tempo para se curar.

Fortalecendo o vínculo

Pais e bebês recém-nascidos devem estar juntos. A intimidade entre a mãe e o bebê durante os nove meses passados no ventre precisa continuar fora do ventre por meio da amamentação, de carícias, de embalar o bebê, segurá-lo no colo, abraçá-lo e carregá-lo. Bebês têm a necessidade fundamental de se sentir fisicamente conectados com as pessoas responsáveis por seus cuidados. Pais e parceiros podem participar dessa intimidade a partir dos primeiros minutos de vida.

Na maioria das culturas ao longo dos tempos e ao redor do mundo inteiro, bebê, mãe e pai são nutridos, festejados e mimados durante o período imediatamente após o parto. A família nuclear é cercada de proteção e apoio pelos membros restantes da família e pela comunidade. Amigos e membros da família trazem refeições nutritivas e se incumbem de realizar as tarefas domésticas básicas, permitindo que os novos pais tenham algum descanso, para que possam estar emocionalmente disponíveis para fortalecer os vínculos que os unem a seu novo bebê. Uma das dificuldades da sociedade ocidental moderna é superar o isolamento que nosso estilo de vida desarraigado pode engendrar. Com bastante antecedência, bem antes do nascimento de seu bebê, faça os preparativos para que a família e amigos possam estar disponíveis para você durante as primeiras semanas depois do parto. De acordo com a aiurveda, as primeiras seis semanas depois de dar à luz são um período crítico para a mãe. Dedicar o tempo necessário para se refazer depois do enorme dispêndio de energia durante a gravidez e o parto previne que ocorram desequilíbrios que podem resultar em problemas de saúde mais tarde.

Imediatamente depois do parto

Pense em *rejuvenescimento* e em *refazer-se e recuperar energia e forças* depois de dar à luz. Certifique-se de beber bastante líquido: sucos de frutas frescas, água ou chás de ervas para se hidratar. Ouça seu apetite e quando ele der sinal, comece com sopas de fácil digestão ou cereais quentes, passando para alimentos mais substanciais quando sentir mais fome. Peça a seu grupo de apoio que prepare refeições deliciosas, nutritivas e feitas na hora quando estiver pronta. Passe alguns minutos várias vezes por dia delicadamente massageando sua barriga com óleo morno. Óleo de amêndoas, de gergelim, de coco, e de jojoba são boas escolhas. Procure descansar tanto quanto for possível com seu bebê e seu parceiro. Durante os primeiros dias no hospital, na maternidade ou em casa, durma quando seu bebê dormir. Fique de pijamas dia e noite durante a primeira semana. Embora você possa se sentir tentada a usar o tempo em que seu bebê está dormindo para se pôr a par das coisas, encorajamos que você faça uma alta prioridade o fato de ter o repouso de que precisa. Passe alguns minutos gravando uma fita ou escrevendo em seu diário sobre suas impressões a respeito da experiência do parto, enquanto os pensamentos e sentimentos ainda estão frescos em sua mente. Continue com esse ritual de documentação do processo, que você vai apreciar muitíssimo ler meses e anos depois.

As primeiras semanas

Depois da intensidade do trabalho de parto, você provavelmente estará ansiando por passar algum tempo sossegada com seu bebê. Concentre-se em recuperar sua energia ao manter-se perto de casa durante as primeiras semanas. Tenha alguém disponível para cuidar de você e dar-lhe apoio, de modo que você possa concentrar sua atenção em seu bebê. Mais uma vez, faça do repouso uma alta prioridade. Medite tanto quanto puder. Se você estiver acordada durante a noite, dando de mamar a seu bebê, pratique meditação de respiração consciente, de modo que seu corpo esteja descansando mesmo que sua mente esteja desperta. Cultive o hábito de fazer em si mesma e em seu bebê uma massagem diária de óleo morno, concentrando atenção especial na barriga e na cabeça. Durante as primeiras semanas, seja delicada com seu trato digestivo. Prefira alimentos simples e nutritivos como sopas, verduras cozidas no vapor, alimentos cozidos, e pães frescos. Certifique-se de continuar a beber bastante líquido, inclusive sucos de frutas frescos e chás de ervas, especialmente se você estiver amamentando. Continue a prestar atenção aos sons, imagens e cheiros em seu ambiente, escolhendo expor seu bebê a impulsos sensoriais favoráveis e acalentadores, ao mesmo tempo em que evita os que são prejudiciais.

Conforto para seu períneo

Esteja preparada para sentir dor em seu períneo depois de um parto vaginal. Para aliviar os tecidos que foram traumatizados por abrasões, pontos, lacerações, ou hematomas, ponha compressas de ervas congeladas no períneo, para reduzir a inchação e o desconforto. *Para fazer as compressas herbais com gelo, faça uma infusão em fogo brando com uma ou mais das ervas mencionadas a seguir, por cinco ou dez minutos com água quente. Coe a mistura herbal e a ponha num recipiente. Quando estiver fria, acrescente algumas colheres de chá de babosa* (aloe vera) *líquida. Embeba absorventes higiênicos de tamanho grande na mistura herbal, vede os absorventes em sacos plásticos separados e congele-os.* Recomendamos que você prepare as compressas algumas semanas antes da data prevista para seu parto e as armazene no congelador.

Existe número considerável de ervas que podem ser eficazes para aliviar o desconforto perineal. Experimente ferver uma colher de chá de gengibre fresco recém-ralado (*Zingiber officinale*) em meio litro d'água, embeber o absorvente higiênico na decocção, vedá-lo num saco plástico e congelar o absorvente higiênico antes de tirá-lo do saco e aplicá-lo na região perineal. A camomila-dos-alemães (*Matriarca recutita*) tem efeito calmante sobre tecidos irritados. Faça uma infusão usando uma colher de sopa de flores para cada xícara de água fervente. Leve ao congelador e aplique a compressa com uma toalhinha de algodão limpa ou um absorvente higiênico. A hamamélis (*Hamamélis virginiana*) deriva de um arbusto nativo das florestas do Atlântico na América do Norte. É muito útil para reduzir sintomas de pequenas irritações e inflamações de pele. Existe número considerável de preparados de hamamélis vendidos comercialmente, que você deve encontrar sem dificuldade na farmácia. Você pode fazer o seu ao verter uma xícara de água fervente sobre um par de colheres de sopa de folhas secas, coar depois de dez minutos. Aplique as compressas quando a infusão estiver gelada. A hamamélis também é útil para aliviar hemorroidas inchadas.

Use uma garrafa com borrifador cheia de água morna e algumas gotas de betadine em solução, para aliviar o desconforto e manter seu períneo limpo. Borrife a solução de água morna sobre o períneo toda vez que urinar. Gel de aloe vera pode ser útil para aliviar a dor na área do períneo. Aplique na parte interna o gel de uma folha fresca e lavada ou o gel vendido em farmácias diretamente sobre qualquer área irritada. Isso pode aliviar a dor e proteger de infecção a área em processo de cura.

Sangramentos

Depois que seu bebê nascer, você terá uma secreção de muco, sangue e tecidos residuais chamada *lochia*, que geralmente dura cerca de seis semanas. Durante a primeira semana o fluxo será semelhante à sua menstruação, e depois deve lentamente ir se reduzindo ao longo das semanas seguintes. Seu útero levará em torno de seis a oito semanas para voltar ao tamanho normal enquanto o local onde a placenta ficava presa se cura. Vá devagar e não faça esforços nessas primeiras semanas, para ajudar seu corpo a se recuperar. Use absorventes higiênicos em vez de tampões durante esse período.

Contrações pós-parto

Durante um ou dois dias depois do parto, você pode sentir contrações à medida que seu útero volta a seu tamanho habitual. Mulheres que tiveram gestações anteriores podem, mais comumente, sentir essas contrações, uma vez que seu útero precisa trabalhar um pouco mais para voltar à forma. Essas contrações são geralmente sentidas durante a amamentação, porque o hormônio natural oxitocina que estimula a produção do leite também ajuda a contrair o útero. Se essas sensações forem desconfortavelmente intensas, experimente praticar o seguinte exercício.

Exercício

Quando você sentir uma contração, feche os olhos e respire fundo, longa e lentamente. A cada exalação, visualize seu corpo relaxando da cabeça aos dedos dos pés. Depois de respirar algumas vezes, leve sua percepção para sua barriga. Sinta sua barriga subir e descer ao redor do útero. Com sua próxima inalação, permita que sua percepção flutue para o interior de seu útero. Sinta a respiração fluir através desse espaço sagrado dentro de você, esse lugar de onde seu bebê acabou de sair. Demonstre reconhecimento a seu útero por todo o trabalho e sabedoria em nutrir e parir seu bebê. Respeite-o agora por continuar a trabalhar enquanto ele retorna ao seu tamanho normal.

Existe um par de ervas que podem ser úteis para aliviar o desconforto de contrações pós-parto.

• A framboesa (*Rubus idaeus*) tem longa tradição de ser usada para aliviar, acalmar e equilibrar o trato reprodutivo feminino. Uma infusão com uma colher de sopa de folhas de framboeseiro em uma xícara de água quente ajuda a aliviar as cólicas e acalmar o sistema digestivo.

• A raiz de valeriana (*Valeriana officinalis*) tem sido usada desde a Idade Média para aliviar o desconforto e reduzir a tensão. A valeriana também tem demonstrado propriedades de aliviar os espasmos musculares e pode ter efeitos sedativos. Como pode entrar no leite da amamentação, deve ser usada de maneira comedida por mães que estiverem amamentando. Também pode ser acrescentada a um banho quente de imersão, para aliviar dores musculares.

Hemorroidas

Hemorroidas são comuns depois de se dar à luz. Essas veias retais inchadas podem ser bastante dolorosas e incômodas. Elas se desenvolvem durante a gravidez devido ao excesso de peso do útero sobre a superfície interna inferior da pelve. A pressão intensa de empurrar durante o trabalho de parto pode fazer com que piorem. Embora geralmente desapareçam depois de passadas poucas semanas do parto, por vezes podem persistir por mais tempo. Faça tudo o que puder para evitar fazer esforço e pressão durante a evacuação, usando um amaciante de fezes se estiver com constipação intestinal. Certifique-se de ingerir bastante fibra em sua dieta, comendo muitas frutas frescas, hortaliças e grãos integrais. As seguintes sugestões também podem ajudar a reduzir o desconforto e a inchação.

• Gel de aloe vera pode ser aplicado diretamente nas hemorroidas para ajudar a reduzir a inchação e aliviar o desconforto. Use o gel de uma folha recém-cortada ou o produto comercializado à venda em lojas de produtos naturais ou farmácias.

• Sementes de psílio muciloide (*Plantago afra*) têm sido usadas em toda a Ásia, Europa e Mediterrâneo desde a antiguidade para facilitar a evacuação. Elas são muito mucilaginosas e incham, adquirindo até dez vezes seu tamanho, quando líquidos estão disponíveis. Metamucil é a forma comercial mais comum de psílio. É importante ingerir bastante líquido quando tomar psílio.

• Raiz de alcaçuz (*Glycyrrhiza glabra*) pode ser útil para o tratamento a curto prazo de hemorroidas. O alcaçuz tem propriedades anti-inflamatórias e tradicionalmente tem sido usado para acalmar o trato digestivo. Se tomado em excesso, pode resultar em elevação da pressão sanguínea e alteração dos eletrólitos do sangue. Uma xícara de chá feito com uma colher de chá de raiz desfibrada por dia durante duas semanas fornece uma dosagem segura.

• Compressas de hamamélis (*Hamamélis virginiana*), compradas prontas ou feitas ao embeber compressas de gaze numa solução de hamamélis, podem proporcionar alívio para hemorroidas. Resfrie as compressas na geladeira e aplique-as no ânus e entre as nádegas depois de evacuar ou conforme necessário para lhe dar alívio.

• Tome um banho morno de assento na banheira em que fiquem imersas apenas suas pernas, nádegas, quadris e abdome inferior. O nome vem da palavra alemã *sitzen*, que significa "sentar". Uma variedade de ervas pode ser acrescentada à água do banho, inclusive calêndula, lavanda, alecrim, camomila, malvaísco, e ulmo. Uma farinha de aveia, disponível em farmácia, também pode ser acrescentada ao banho. Adicione cerca de uma xícara de ervas na água morna do banho e faça uma imersão de quinze a vinte minutos.

Exercícios para as paredes pélvicas

Criados pelo Dr. Arnold Kegel nos anos 1940, esses exercícios para as paredes pélvicas podem ajudar você a fortalecer e recuperar o tônus dos músculos de seu períneo. Eles podem ajudar na recuperação do trauma causado por pontos ou lacerações. De início é possível que você tenha dificuldade para contrair esses músculos por mais de alguns segundos, mas continue fazendo de cinquenta a cem exercícios Kegel a cada dia, e depois de poucas semanas descobrirá que seus músculos perineais recuperam a força normal. Quando tonificados, esses músculos ajudam a apoiar seus órgãos internos e previnem incontinência urinária agora e durante toda a sua vida. (Ver Capítulo 4, p. 114, para instruções sobre como fazer exercícios Kegel.)

As emoções da maternidade

Suas emoções podem oscilar imensamente durante as primeiras semanas depois do nascimento de seu bebê. Num minuto, você pode estar se sentindo indescritivelmente feliz enquanto olha nos olhos de seu bebê e, no minuto seguinte, pode se sentir dominada pela tristeza. É possível que você se veja chorando e rindo ao mesmo tempo, sem saber por quê. Mudanças súbitas de humor são um aspecto normal do período pós-parto. Essa turbulência emocional é gerada pelas muitas mudanças bioquímicas e hormonais que ocorrem em seu corpo depois do parto. A fadiga que normalmente se acumula em resultado

> À medida que sua mente se cala, seu corpo assume o comando.

dos horários irregulares de sono de seu bebê é um fator contribuinte importante. Esta fase típica de turbulência emocional desagradável, comumente conhecida pelo nome de "melancolia pós-parto", de maneira geral desaparece dentro de dez a quinze dias depois do parto. As sugestões apresentadas a seguir podem ajudar você a acalmar essas ondas emocionais.

- Procure repousar o máximo possível. Durma quando o bebê dormir ou tire um cochilo quando seus filhos mais velhos cochilarem.
- Medite todos os dias – você pode fazer isso enquanto estiver amamentando seu bebê.
- Não pule refeições – coma alimentos frescos e nutritivos diariamente.

- Comece a se exercitar tão logo seja seguro. Comece com passeios vagarosos, e gradualmente vá aumentando seu nível de atividade.
- Aceite o apoio carinhoso da família e dos amigos.
- Comunique suas preocupações ao seu marido ou parceiro, amigos íntimos e à pessoa responsável por seus cuidados médicos.
- Registre em seu diário seus pensamentos e sentimentos em base diária.

Depressão

Embora uma porcentagem elevada – 80 por cento de mulheres – seja acometida de breves crises de melancolia pós-parto, depois de dar à luz um filho, a depressão é uma preocupação bastante mais séria. Afetando cerca de 10 por cento de mães de recém-nascidos, é mais grave e mais intensa e pode afetar a capacidade de cuidar do bebê. Mulheres com histórico anterior de depressão são mais suscetíveis, mas a depressão pode afetar qualquer mulher, independentemente da idade ou do número de gestações anteriores.

A depressão pós-parto pode não se tornar evidente por vários dias ou semanas depois do parto. A mulher pode se sentir dominada pela tristeza, irritabilidade e exaustão a tal ponto que fica incapacitada de realizar tarefas domésticas básicas ou de funcionar produtivamente no trabalho. Ela pode perder a capacidade de apreciar coisas que costumavam lhe dar prazer e pode até sentir-se oprimida por sentimentos de ansiedade. Os padrões de sono e de alimentação são interrompidos. Em casos extremos, a mulher pode até ter impulsos de cometer atos que causem dano a si própria ou a seu recém-nascido. Sua vergonha devido a seus sentimentos intensifica duplamente o problema e pode levá-la a retardar procurar o tratamento necessário.

A falta de apoio social, aliada à necessidade excessiva de ser uma mãe perfeita, aumenta o risco de depressão pós-parto.

Complicações durante a gravidez e um parto prematuro também podem ser fatores contribuintes.

A coisa mais importante a reconhecer, se você estiver tendo sentimentos intensos de tristeza, é que você precisa e merece ter auxílio profissional. Se conhecer alguém que esteja sofrendo desses sintomas, encoraje-a séria e vigorosamente a buscar os cuidados de que precisa. Mesmo as pessoas mais amorosas e afetuosas podem se descobrir lutando contra uma depressão. Se você estiver com esse problema, isso não significa que você seja má; não significa que você não ame seu bebê; não significa que você esteja sendo punida por alguma coisa que tenha feito ou deixado de fazer. Porém, significa *real e concretamente* que você está sofrendo de um desequilíbrio fisiológico e bioquímico que precisa de tratamento. Para seu bem e pelo bem de seu bebê, busque o apoio de que precisa para superar este estado angustiante e doloroso, se você se descobrir apresentando os seguintes sintomas por mais de duas semanas depois de ter dado à luz:

- sentimentos persistentes de exaustão;
- sentimentos cada vez mais intensos de tristeza, culpa, ou desamparo;
- falta de interesse por seu bebê;
- incapacidade de cuidar de si mesma;
- sentimentos intensos de raiva, com pensamentos de fazer mal a si mesma ou a seu bebê.

O tratamento para a depressão pós-parto pode ser sob a forma de aconselhamento psicoterapêutico ou, caso apropriado, medicação com antidepressivos. À medida que você começar a recobrar o ânimo, práticas de um estilo de vida saudável podem ajudá-la a redespertar sua farmácia interior de modo que você possa recuperar seu sentido do eu e apreciar a experiência de ser mãe de seu bebê.

Amamentação

Seu leite é feito especificamente para seu recém-nascido. É muito superior a qualquer outro líquido que você poderia usar para alimentar seu bebê. O leite materno é um líquido notável, repleto dos melhores nutrientes para o bem-estar de seu bebê. Além de satisfazer as necessidades nutricionais essenciais de seu bebê, o leite materno possui componentes que proporcionam proteção imunológica contra ampla variedade de infecções. Ele aumenta o desenvolvimento de bactérias saudáveis no trato digestivo de seu bebê e reduz o risco de alergias e asma à medida que o bebê cresce. Embora as enzimas digestivas no estômago do bebê modifiquem e processem algumas das substâncias contidas no leite materno, outras fornecem um nível de proteção que não pode ser reproduzido por fórmulas comerciais.

Nos primeiros dias depois do nascimento do bebê, suas mamas produzirão colostro, líquido opalescente amarelado, rico em anticorpos que combatem infecções. Esses anticorpos se prendem às mucosas do nariz, boca, garganta e às paredes do estômago do recém-nascido, protegendo-o de vários vírus e bactérias. Enzimas para auxiliar a digestão, fatores de crescimento para alimentar bactérias saudáveis nos intestinos, e proteínas que regulam a absorção de ferro estão contidos no colostro. Ele também tem ligeiro efeito laxativo, que ajuda seu bebê a eliminar a primeira descarga intestinal do corpo. No terceiro ou quarto dia depois do nascimento, suas glândulas mamárias começarão a fazer a transição de produzir colostro para produzir leite maduro. O leite expelido durante essa fase é chamado de leite transicional. A concentração de imunoglobulinas e de proteínas totais diminui durante essa transição, enquanto aumenta o conteúdo de lactose, de lipídios e calorias. Essa transformação se processa ao longo de cerca de duas semanas.

A composição do leite maduro se modifica ao longo de cada mamada. O leite no início de uma mamada é chamado de primeiro leite (colostro), que tem grande volume, mas baixo teor de lipídios. O leite mais para o final da mamada, chamado leite posterior, tem um conteúdo mais alto de lipídios, mas é expelido em menor volume. O leite materno fornece altos níveis de ácidos graxos de cadeia longa, que são importantes para o desenvolvimento saudável do cérebro, e carnitina, importante no metabolismo energético. Permitir que seu bebê mame durante o tempo que quiser assegura que ele receba tanto o volume quanto o conteúdo de lipídios necessários para um desenvolvimento saudável.

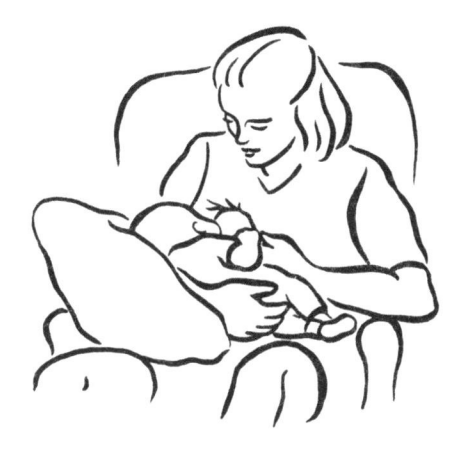

Ervas para estimular produção de leite materno

Embora de maneira geral se reconheça que lactentes se beneficiam de serem amamentados no peito durante no mínimo o primeiro ano de vida, muitas mães descontinuam a amamentação antes disso. Um dos motivos comumente citados para parar de amamentar é a preocupação da mãe de não estar produzindo leite suficiente para satisfazer as necessidades de seu bebê. Embora em grande medida ainda falte validação científica, existe uma quantidade considerável de ervas tradicionalmente indicadas para estimular a produção de leite materno.

- Feno-grego ou trigonela (*Trigonella foenum-graecum*) é geralmente a erva mais recomendada para aumentar a produção de leite. Pode ser encontrada sob a forma de tabletes, tinturas e chás. Esta erva tem, de fato, o efeito de reduzir a taxa de açúcar no sangue, de modo que não deixe de se certificar de comer regularmente ao longo do dia, se estiver fazendo uso de feno-grego. Em altas dosagens, o feno-grego pode dar a seu leite (e a seu bebê) o cheiro de xarope de bordo.
- Ervas aromáticas tais como erva-doce (*Foeniculum vulgare*), anis-verde (*Pimpinella-anisium*) e canela (*Cinnamomum verum*) têm, cada uma, seus defensores como ervas promotoras da produção de leite. Talvez elas acrescentem sabores e fragrâncias interessantes ao leite, resultando em sucção mais vigorosa e maior produção de leite. Estas ervas também possuem efeitos calmantes digestivos, que podem trazer benefícios tanto para mãe quanto para o bebê.
- Alfafa (*Medicago sativa*) é uma erva tradicionalmente usada para o rejuvenescimento, e também reputada por estimular a produção de leite materno. É naturalmente rica em vitaminas A, D, E e K.
- A erva aiurvédica *shatavari* (*Asparagus racemosus*) é uma prima da planta de aspargo comum. A *shatavari* tem reputação, há longa data, de ser rejuvenescedora para mulheres e estimulante da produção do leite materno. Coma seus aspargos e veja se seu leite aumenta.

Fluindo com a nutrição

De acordo com a aiurveda, o leite materno é um *upadhatu*, ou um "produto secundário superior", da *rasa* da mulher, termo que pode ser traduzido como plasma, seiva, ou essência. Para que o leite materno seja nutritivo, a *rasa* da mulher tem de ser nutrida apropriadamente. A melhor maneira de assegurar que sua "seiva" seja nutrida é certificar-se de que você esteja ingerindo uma dieta regular e bem balanceada com níveis apropriados de proteínas, carboidratos, lipídios, vitaminas, minerais e fibras. Atender seu apetite e seguir uma dieta balanceada de seis sabores é a maneira mais fácil de poder estar confiante de receber a nutrição de que você precisa, dos alimentos que ingere. Também recomendamos que você continue a tomar um suplemento polivitamínico e polimineral, para proporcionar uma rede de segurança nutricional enquanto estiver amamentando. Certifique-se de beber muita água e sucos frescos, e evite bebidas sem nenhum valor nutricional, como refrigerantes, café e álcool.

Sentir-se confortável e confiante com respeito à amamentação auxilia a produção adequada de leite. Dedicar algum tempo a meditar (é maravilhoso fazê-lo durante a amamentação), encontrar um espaço tranquilo e visualizar sua nutrição fluindo facilmente de você para seu bebê são coisas que podem ajudá-la a relaxar e entregar-se a essa experiência. Procure a orientação de um pediatra, se você ainda estiver preocupada com o fato de que seu fluxo de leite não seja adequado para seu recém-nascido. Um pouco de instrução e prática na maioria das vezes acabarão com suas preocupações, permitindo-lhe apreciar a experiência primordial dos mamíferos, que é alimentar sua cria.

A hora de amamentar

Faça da hora de amamentar uma experiência conscientemente íntima e amorosa. Quer você esteja dando de mamar no peito ou com uma mamadeira, segure seu recém-nascido junto ao seu corpo, com a barriga voltada para a sua barriga enquanto lhe der de mamar. Faça contato visual e envie pensamentos de amor e apreciação para a nova alma que foi entregue aos seus cuidados. Enquanto amamenta seu bebê, traga sua consciência plenamente para o processo, ao fechar os olhos e respirar lentamente. Sinta seus braços ao redor de seu bebê enquanto o abraça. Observe sua barriga subindo e descendo contra o corpo dele. Sinta como ele se molda contra o seu corpo. Sinta a cabeça de seu bebê em seus braços e tenha consciência das minúsculas mãozinhas tocando em você. Viva a experiência de seu amor e o cuidado carinhoso fluindo em você, enquanto o alimenta.

Como aliviar dor ou ingurgitamento das mamas por excesso de leite

Para aliviar a dor por excesso de leite, experimente amamentar com mais frequência por algum tempo. Varie suas posições na hora da mamada, de modo que todas as áreas de suas mamas possam ser esvaziadas. Aplique compressas quentes antes das mamadas e compressas frias depois, para aliviá-las, ou ponha-se debaixo de um chuveiro morno várias vezes por dia. Massageie delicadamente os seios com movimentos circulares vindo da periferia para os mamilos. Certifique-se de que seu sutiã se ajuste corretamente e de que não esteja irritando as mamas, carregando bolsas ou sacolas pesadas.

Se, a despeito das medidas acima, suas mamas permanecerem excessivamente doloridas, ou se você estiver com febre, entre em contato com seu médico. Se um antibiótico for receitado, certifique-se de que seja seguro para uso durante a amamentação. Banhos de imersão com raiz de gengibre, camomila e calêndula podem oferecer alívio dos sintomas.

Exercícios para os pais para aumentar a força vital

Cuidar de seu bebê recém-nascido lhe oferece a oportunidade de redescobrir o mundo. Ver o universo através dos olhos de seu bebê pode ser um lembrete precioso de que a vida é mágica e miraculosa. Para recapturar o encantamento que você viveu quando criança, dedique algum tempo todos os dias para se pôr em sintonia com os cinco elementos naturais do mundo: terra, ar, fogo, água e espaço. As seguintes sugestões para aumentar a força vital nutrirão seu bebê recém-nascido e a criança interior que existe em você.

• Sempre que as condições de tempo permitirem, ande descalça na terra pelo menos dez minutos por dia. Tenha sua atenção focalizada em seus pés, com a intenção de absorver nutrição da Mãe Terra.

• Caminhe às margens de corpos de água naturais, permitindo que a influência coerente, purificadora e refrescante da água embeba seu ser.

• Permita que a luz e o calor do sol permeiem seu corpo. Saúde a força doadora de energia do sol, a fonte de toda vida na terra.

• Caminhe onde houver vegetação abundante e inale profundamente o ar das plantas. A hora ideal para receber essa força vital das plantas é ao amanhecer ou ao entardecer.

• Contemple as estrelas. Permita que sua consciência encha os céus e que o cosmos encha sua consciência.

• Coma frutas, hortaliças e cereais cultivados localmente e preparados carinhosamente, que se embebem da força vital de todos os cinco elementos.

Como nutrir seu bebê

Uma nova história começa com o nascimento de seu bebê. Os nove meses de gravidez durante os quais você cuidou de seu bebê ao cuidar de si mesma montam o palco para um princípio mágico. À medida que você carinhosamente cuidar de seu bebê ao longo dos próximos meses, certifique-se de que o amor e o apoio que começaram em seu útero continuem a fluir. Essa nova vida foi entregue à sua proteção de modo que as necessidades físicas, emocionais e espirituais sejam atendidas. Esteja atenta à nutrição de todos os sentidos de seu bebê. Tenha sons doces e suaves, toques ternos, estímulos visuais interessantes e bonitos, sabores capazes de nutrir, e aromas calmantes disponíveis para seu bebê apreciar. Além de seu amor e carinho, esses sons, sensações, visões, sabores e aromas ricos e acalentadores darão a seu bebê as bases para uma vida saudável, rica e encantada.

O fluxo de consciência de seu bebê

Pesquisas realizadas pelo psiquiatra infantil que mora em Boston, Dr. Peter Wolf, e pelo psicólogo holandês Heinz Prechtl definiram e organizaram os seis diferentes estados de consciência que um bebê recém-nascido tem. Ter conhecimento desses estados permite que você entenda e responda melhor às necessidades de seu bebê ao longo do dia. Os seis estados de consciência são: alerta e atento tranquilo, alerta ativo, sonolência, sono tranquilo, sono ativo e choro.

Durante o *estado alerta tranquilo*, seu bebê mostra-se responsivo e se concentra em você quando você fala com ele. O corpo dele está relaxado e os olhos atentos. Nesse estado, seu bebê fica muito receptivo e é uma oportunidade maravilhosa para aprofundar seus vínculos com o recém-nascido.

Durante o *estado alerta ativo*, o bebê apresenta movimentos corporais rítmicos, que parecem ser sua maneira de interagir com você quando você se comunica com ele. Ele estará interessado em olhar ao redor para o ambiente que o cerca, mas pode não estar tão interessado em fazer contato visual com você.

Seu bebê entrará em *estado de sonolência* quando ele acordar ou estiver em vias de adormecer. Embora seus olhos possam se abrir e fechar, ele não estará concentrando o olhar em nada em particular. Suas pálpebras começarão a se fechar e abrir à medida que ele adormece e acorda e você poderá ver até os olhos dele se virarem para cima enquanto as pálpebras ainda estiverem parcialmente abertas. Ele está no estado entre o sono e o despertar.

Durante o *sono tranquilo,* o rosto e o corpo de seu bebê estarão relaxados, com muito pouco movimento. A respiração dele estará serena, embora ele possa suspirar de vez em quando.

O *sono ativo* é o equivalente de bebê do sono REM (*rapid eyes moviment*, movimento rápido dos olhos) em adultos. Seu bebê estará dormindo, mas fisicamente ativo neste estado. Ele poderá se contorcer e se mover, fazer caretas engraçadas, e sugar como se estivesse mamando em determinados períodos. Ele pode até aproximar o corpo e se aninhar colado em você, em busca de calor enquanto se mantém adormecido.

Chorar é a maneira de seu bebê lhe informar que precisa de alguma coisa. Ele pode estar precisando de comida, calor ou de ser confortado. Você geralmente o acalmará neste estado ao lhe dar de mamar, pegá-lo no colo e acariciá-lo ou embalá-lo. O choro é uma forma de comunicação para os bebês. Ele pode estar lhe dizendo que está desconfortável ou apenas querendo saber que você está por perto. À medida que você responder carinhosamente a seu choro, ele aprenderá a confiar que você está ouvindo e cuidando de suas necessidades.

A "conversa" do bebê

Os bebês têm muitas maneiras de se relacionar com você e com o mundo. Eles choram, agitam-se, fazem meneios, chutam, ouvem, olham fixamente, mudam de expressões, olham você nos olhos, e sorriem. Estão continuamente aprendendo como comunicar suas necessidades a você através de seus movimentos e sons. Seu bebê poderá parecer estar conversando, de fato, com você à medida que ele aprende a se comunicar ao observar suas expressões faciais e imitando-as para você. Ele continuará a dialogar à proporção que aprende a mover o corpo dele em movimentos sincronizados com relação às inflexões em sua voz.

Sempre existe um motivo quando seu bebê chora. Ele pode querer ser amamentado, posto no colo, confortado ou que sua fralda seja trocada. Ele pode estar tentando lhe dizer que precisa de ajuda para adormecer. Ao longo dos primeiros meses, você aprenderá a interpretar com exatidão o choro de seu bebê e ficará mais habilidosa para compreender a maneira singular de ser e de se comunicar de seu bebê.

Dormindo juntos

Existem muitas oportunidades de criar vínculos com seu bebê. Para algumas mães é através do dormir juntos, no que se tornou conhecido no Ocidente como a "cama da família". Em muitas culturas ao redor do mundo, os bebês dormem na cama junto com os pais durante os primeiros meses ou até anos de vida. Dividir a mesma cama tem demonstrado que estabiliza a frequência cardíaca do bebê e reduz o choro. Também estimula mamadas frequentes, e já se indicou que reduz o risco da síndrome da morte súbita do lactente (SIDS).

Existe controvérsia quanto ao bebê dormir na mesma cama que os pais. Questões foram levantadas na Comissão de Segurança de Produtos ao Consumidor (*Consumer Products Safety Commission*) com relação às mortes a mais de lactentes atribuídas a acidentes, em resultado de bebês dormirem na cama de adultos. Quase sempre isso ocorreu porque a cabeça do bebê ficou presa no estrado da cama, embora casos de sufocamento pelo fato de um adulto rolar sobre o bebê também foram relatados.

Estudos recentes descobriram que mais pessoas na América estão dividindo sua cama com seus bebês. A porcentagem de lactentes e pais dormindo juntos subiu de 5,5 por cento em 1993 para 12,8 por cento em 2000. Bebês e mães que dormem juntos mostram sincronização em seus padrões de movimentos e respiração. Mães que dormem com seus bebês também são mais atentas, tendo comportamentos protetores tais como beijar, tocar e mudar de posição seus lactentes cinco vezes mais do que mães e bebês que dormem em quartos separados. Se, como manifestação de seu desejo de ficar perto de seu bebê, você decidir dividir sua cama com ele, certifique-se de tomar todas as precauções necessárias para prevenir a ocorrência de possíveis acidentes: mantenha travesseiros afastados do rosto do bebê e remova quaisquer estruturas que possam aprisioná-lo.

Como nutrir seu bebê através dos sentidos dele

Seu bebê aprende e vai conhecendo o mundo através dos sentidos. Da mesma forma que você presta atenção aos alimentos nutritivos que ele ingere, cuide dos outros sentidos de seu bebê ao se concentrar em sons, sensações, vistas, imagens e cheiros que sejam ricos e capazes de nutrir os sentidos dele. Passe algum tempo em ambientes ao ar livre, em contato com a natureza, onde os sons, vistas e cheiros da natureza possam nutrir vocês dois.

SONS QUE ACALENTAM E NUTREM

Seu bebê ouviu o bater de seu coração e o som de sua voz durante meses antes do nascimento. Esses ritmos e vibrações são tranquilizadores para ele. Segurá-lo no colo apoiado contra seu peito, onde pode ouvir o bater de seu coração e conversar carinhosamente com ele acalmarão e confortarão.

À medida que você conversar e interagir com seu bebê, presuma que seu bebê é um ser inteligente. Naturalmente, você se descobrirá usando tons de voz mais agudos, porque seu bebê demonstrará ser mais responsivo quando o fizer. Como a maioria das pessoas, bebês gostam de que se olhe para eles quando se fala com eles. Muitos estudos já confirmaram que seu bebê prefere a sua voz a qualquer outra voz feminina, e prefere a voz de seu pai a qualquer outra voz masculina.

Expor seu bebê a uma ampla variedade de sons capazes de nutrir os sentidos estimula o desenvolvimento neurológico. Ouça tipos diferentes de música. Cante, leia poesia, conte histórias. Leve-o para passear regularmente, de modo que seu bebê possa apreciar os sons primordiais da natureza: o trinado de passarinhos, o correr da água em riachos, o vento fazendo farfalhar as folhas das árvores. Logo ele começará a compreender o sentido dos diferentes sons, tons, e sílabas aos quais for exposto.

O TOQUE QUE NUTRE

Muitos estudos demonstraram a necessidade de bebês de até um ano de receber regularmente toques afetuosos para auxiliar um desenvolvimento emocional e físico saudável. Mantenha seu bebê aninhado contra seu corpo tanto quanto puder. Ele se nutre do calor e da proximidade de seu corpo. Faça com que a transição de seu bebê do útero para o mundo seja tão fácil, sem esforço e livre de estresse quanto possível.

A pele é o maior órgão sensorial do corpo, e dúzias de estudos já demonstraram que bebês que são tocados carinhosamente têm sistemas nervosos mais estáveis e melhor função dos sistemas imunológico e digestivo. Relatos da Universidade de Miami demonstraram que bebês prematuros, em unidades de tratamento neonatal, que recebiam massagens diárias, ganhavam peso mais depressa e podiam deixar o hospital mais cedo. Massagens também podem ajudar a aliviar cólicas, estimular a circulação, melhorar o sono, aumentar a imunidade e realçar a criação de vínculos de união e apego afetivo. Massagear seu bebê diariamente é um meio maravilhoso de se conectar com ele.

Massageando seu bebê. Confie em si mesma para intuir o que é melhor para seu bebê. Sua intenção amorosa é mais importante do que qualquer técnica específica. Explore uma variedade de tipos de toques de mão enquanto estiver massageando as diferentes partes do corpo dele. Interrompa a massagem se seu bebê se mostrar incomodado ou irritado, pois inicialmente é possível que recém-nascidos só apreciem curtos períodos. Vá devagar e valorize esse espaço de amor e carinho com seu bebê. Os passos apresentados a seguir são orientações para a primeira massagem de seu bebê recém-nascido. Improvise, para criar uma massagem que flua bem para você.

Preparação. Crie um espaço seguro e confortável para a experiência de massagem de seu bebê. Mantenha a temperatura no aposento confortavelmente aquecida, pois o corpo de seu bebê ainda está aprendendo a regular sua temperatura. Descubra apenas a parte do corpo que você for massagear. Use somente óleo natural comestível, como óleo de gergelim, de amêndoas ou de girassol.

Faça contato visual com seu bebê quando começar, certificando-se de que seja um bom momento para a massagem. Ao longo da massagem, continue a manter contato visual enquanto fala ou canta baixinho para ele. Bebês recém-nascidos com frequência mantêm as pernas e braços dobrados bem junto ao corpo. Evite puxar os membros do corpo da criança, permitindo que suas mãos deslizem suavemente sobre os bracinhos e pernas dobrados. O princípio mais importante da massagem bem-sucedida é que tanto você quanto seu bebê a apreciem.

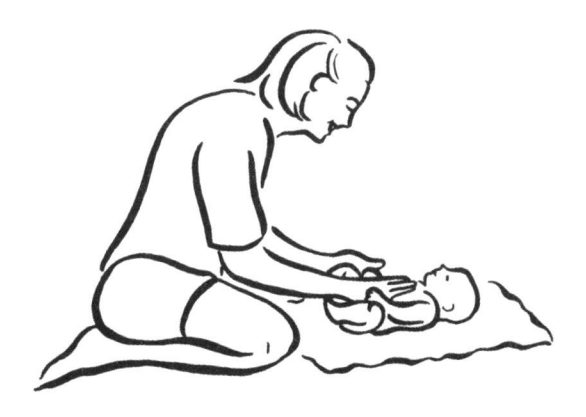

Pés e pernas. É mais fácil começar a massagem de seu bebê ao redor dos pés e das pernas dele, que parecem ser os lugares menos sensíveis em seu corpo. Experimente massagear seu bebê durante uma troca de fraldas, enquanto o estiver vestindo, ou antes ou depois de um banho. Use os dedos ou a palma da mão inteira com cada toque.

Comece por descobrir uma das pernas de seu bebê e aquecer algumas gotas de óleo nas palmas de suas mãos. Delicadamente massageie o alto da coxa e o quadril do bebê com movimentos circulares. Passe a mão em sua coxa alisando para cima e para baixo e então ao redor do joelho. Faça movimentos de roçar a mão para cima e para baixo na parte inferior da perna e então passe para o pé. Comece a massagem do pé na parte de cima dos dedos até o tornozelo e então ao redor da sola do pé. Massageie o pequenino tornozelo e os ossos do tornozelo, então passe para os dedinhos. Se os dedinhos do pé se dobrarem, deixe-os ficar dobrados e faça a massagem ao redor deles.

Se ele estiver calmo e apreciando a massagem, faça a outra perna. Se ele ficar incomodado e agitado, então na próxima ocasião comece pela outra perna. Mais ou menos quando seu bebê estiver com seis ou oito meses de idade, vai começar a apreciar toques da mão mais prolongados descendo por sua perna do quadril até o pé.

Nádegas. As nádegas são fáceis de alcançar durante a troca de fraldas e se seu bebê permitir, podem vir depois da massagem nas pernas. Descubra as nádegas de seu bebê, e com algumas gotas de óleo aquecido em suas mãos, massageie-lhe as nádegas usando pequenos movimentos circulares, um lado de cada vez. Para poder alcançar as nádegas inteiras, segure seu recém-nascido no colo, apoiada em seu peito com uma das mãos e massageie a parte inferior das nádegas, e com a outra faça movimentos circulares.

Barriga. Massagear a barriga do bebê pode ajudar a aliviar o desconforto criado por cólicas devido à congestão de gases. Exponha a barriga de seu bebê, depois de ter colocado algumas gotas de óleo em suas mãos. Comece pelo lado direito do estômago, faça a massagem em pequenos movimentos circulares da esquerda para a direita, formando espirais a partir do umbigo para fora. Evite passar óleo no cordão umbilical, ainda em processo de cicatrização. Continue massageando em círculos cada vez maiores, até ter coberto a área abdominal inteira.

Peito. Com algumas gotas de óleo aquecido nas mãos, ponha os dedos no peito do bebê e deslize a mão para baixo ao longo dos lados do torso do recém-nascido, unindo as mãos acima da barriga. Delicadamente cubra-lhe o peito e o esterno, enquanto massageia da clavícula para a barriga, repetindo várias vezes.

Braços. Bebês recém-nascidos mantêm os braços flexionados junto ao corpo. Não force seu bebê a estender os antebraços; em vez disso, massageie delicadamente as áreas ao redor das articulações dobradas. Aplique algumas gotas de óleo aquecido em suas mãos fazendo um movimento circular ao redor dos ombros dele, e movimentos para trás e para frente no antebraço, depois circulares ao redor do cotovelo e para atrás e para frente no braço, circulares ao redor do punho e delicadamente ao redor de cada dedinho da mão.

Costas. Seu bebê começará a fortalecer a musculatura de suas costas à medida que aprender a levantar e manter a cabeça erguida e exercitar os braços e pernas. Massageie as costas do bebê enquanto o segura ereto contra o peito, ou tente deitá-lo de bruços sobre suas pernas ou alguma outra superfície macia. Usando algumas gotas de óleo aquecido em suas mãos, delicadamente deslize os dedos ou a palma da mão, fazendo leve pressão ao longo das costas do seu bebê, dos ombros até as nádegas. Repita esse movimento várias vezes. Então, começando pelo pescoço, delicadamente faça pequenos movimentos circulares com um ou dois dedos ao longo de cada lado da coluna, descendo até a base. Mais uma vez, repita várias vezes.

Couro cabeludo. Massagens delicadas no couro cabeludo são tranquilizadoras e acalentadoras. É melhor permitir que o óleo na cabeça seja absorvido por algum tempo e depois lavá-lo com um xampu. Massageie o couro cabeludo do bebê usando pequenina quantidade de óleo para a cabeça inteira, se for lavar o cabelo dele com xampu, seja especialmente cuidadosa com as fontanelas ou "moleiras", onde os ossos do crânio ainda não se uniram.

Rosto. Os bebês, de maneira geral, são muito sensíveis a serem tocados no rosto. Verifique com seu recém-nascido para se certificar de que a experiência é agradável para ele. Se ele não gostar, tente novamente dentro de algumas semanas. Se ele parecer disposto, tente começar pelas orelhas, o que gera um sentimento relaxante no corpo inteiro. Em seguida, passe para a testa, usando pequenos movimentos circulares, e então continue esses movimentos até as têmporas. Com um ou dois dedos, alise delicadamente a fronte ao longo da borda exterior do rostinho dele descendo até o maxilar e o queixo. Repita esse movimento algumas vezes. Como bebês nascem com um reflexo fundamental deflagrado por estimulação nas faces e lábios, evite tocar nessas áreas nas primeiras semanas.

Depois que você tiver acabado a massagem, passe alguns minutos segurando seu bebê no colo junto a seu corpo, antes de lhe dar banho ou vesti-lo. O toque carinhoso é uma das maneiras mais diretas de que dispomos para demonstrar nosso amor pelas pessoas em nossas vidas. Dedicar algum tempo a fazer uma massagem em seu bebê garantirá um princípio mágico para a vida dele.

VISÕES QUE ACALENTAM E NUTREM

Lactentes veem melhor a uma distância em torno de 20 a 25 centímetros dos olhos e ficam particularmente fascinados com rostos humanos. Eles se sintonizam com várias expressões faciais e, bem cedo, começam a tentar imitá-las. A maioria dos bebês emite sons com quatro semanas, e sorri em resposta, por volta da sexta semana. Eles sentem curiosidade intensa pelo mundo que os cerca e têm apetite voraz de se relacionar com seu ambiente.

Tenha formas e objetos coloridos e interessantes ao redor, para que seu bebê os veja. Ele estará constantemente aprendendo, lembrando-se e organizando imagens visuais. Embora ainda não vá ser capaz de se concentrar plenamente durante algum tempo, o fato de passar alguns períodos do dia em lugares bonitos em contato com a natureza nutrirá todos os sentidos dele.

CHEIROS QUE ACALENTAM E NUTREM

Pesquisas já demonstraram que seu bebê é capaz de reconhecer seu cheiro logo nos primeiros dois dias de vida. No cérebro, olfato, cheiro, lembrança e emoção são intimamente ligados. Quando um cheiro é inicialmente associado a uma experiência, o cheiro sozinho pode mais tarde desencadear os sentimentos associados à experiência original. Você pode usar este fenômeno, conhecido pelo nome de condicionamento neuroassociativo, para realçar o conforto e bem-estar de seu bebê ao, conscientemente, criar associações entre fragrâncias e experiências reconfortantes. Por exemplo, quando o estiver massageando, acenda um incenso ou ponha em um difusor de essências um aroma calmante como lavanda, rosa, vetiver, ou baunilha. Seu bebê começará a associar o aroma à sensação confortadora, de modo que em momentos de desconforto o aroma por si só poderá criar uma reação relaxante.

TER SENSO DE HUMOR

Pesquisas já comprovaram que o riso pode ser um dos melhores remédios. Estudos concluíram que uma gargalhada bem gostosa aumenta a função do sistema imunológico durante o dia inteiro. Faça do brincar com seu bebê uma atividade regular de sua agenda diária. Ao final do segundo mês, ele responderá às caretas que você fizer e às brincadeiras de esconde-esconde. Lembrar-se de relaxar um pouco e de não se levar a sério demais faz bem a você e a seu bebê.

Nutrir e acalentar aqueles que nutrem

Uma das coisas mais importantes que mães e pais podem fazer para serem bons pais é cuidar bem de si próprios. Depois que você tiver estabelecido algo que se assemelhe a uma rotina em sua nova família, peça a um parente próximo ou a uma amiga de confiança que cuide de seu bebê por breve período, de modo que você possa ter algum tempo só para si mesma. Além disso, torne uma prioridade para você e para seu marido ou parceiro nutrir o vínculo que criou com seu bebê. Não é egoísmo cuidar de si própria; pelo contrário, é essencial que você mantenha seu equilíbrio mente-corpo, de modo que possa oferecer tudo de que seu recém-nascido necessita para florescer física, emocional e espiritualmente.

Vivifique por meio de sua atenção

- Ponha as mãos sobre a barriga algumas vezes ao longo do dia e envie pensamentos amorosos a seu bebê por nascer.
- Escreva todos os dias em seu diário sobre suas experiências.
- Logo no início da gravidez, plante uma árvore ou arbusto florido, para simbolizar o crescimento de seu bebê em seu ventre. Depois que a criança nascer, vocês poderão cuidar da planta juntas.
- Leia histórias encantadoras e poesia sensível em voz alta para seu bebê e ouça músicas bonitas e relaxantes todos os dias.
- Faça uma massagem de óleo diariamente em si mesma antes do banho.
- Difunda um aroma enquanto estiver ouvindo música, tomando um banho de imersão na banheira ou meditando, para criar a associação entre a fragrância e o estado de consciência relaxado.
- Certifique-se de incluir todos os seis sabores disponíveis em suas refeições ao longo do dia.
- Escolha fazer refeições ricas em cores, aroma e textura.
- Esteja atenta enquanto fizer suas refeições. Faça pelo menos uma refeição por semana em silêncio, dedicando-lhe sua plena consciência.
- Pratique meditação por vinte ou trinta minutos duas vezes por dia.
- Preste atenção aos sinais de estresse que perceber ao longo do dia e aplique comportamentos de redução de estresse para mini-

mizar os efeitos prejudiciais do estresse sobre você e seu bebê por nascer.

• Pratique posturas de ioga com regularidade e de maneira consciente, tratando seu corpo com gentileza e respeito.

• Aproveite sua gravidez como uma oportunidade para experimentar abordagens mais naturais de tratamento e cura para pequenos problemas comuns de saúde.

• Sempre que surgirem sintomas de desconforto, faça uma lista mental e verifique os itens, para se certificar de que esteja dedicando o tempo necessário para relaxar, comer apropriadamente, beber bastante líquidos e se exercitar regularmente.

• Crie e cultive o hábito de manter uma linha de comunicação sempre aberta com seu médico ou a pessoa responsável pelos cuidados com sua saúde e tenha um limite baixo de tolerância para consultá-lo sobre qualquer problema físico ou emocional que surja.

• Assuma o compromisso de aperfeiçoar sua capacidade de comunicação consciente. Quando estiver se sentindo infeliz ou desapontada, identifique do que você realmente precisa e peça o comportamento que vá satisfazer sua necessidade.

• Pratique os sete passos para a liberação emocional quando estiver passando por momentos de turbulência emocional. Observe como o processo pode ser fortalecedor e dinamizador quando você assume a responsabilidade por seus sentimentos.

• Sempre que você estiver encontrando dificuldade para se comunicar com seu parceiro, crie uma oportunidade para praticar o ouvir consciente.

• Conheça bem os estágios e fases do trabalho de parto e nascimento. O bom conhecimento desse mapa aumentará a probabilidade de que você chegue aonde quer ir.

• Pratique seus exercícios respiratórios de modo que possa lançar mão de ampla variedade de técnicas durante o trabalho de parto.

• Explore com seu parceiro de parto as várias técnicas de massagem, pressão, e de respiração, de modo que você possa sentir-se mais confiante de que ele estará ao seu lado quando precisar da assistência dele.

• Assuma o compromisso de descansar e ir bem devagar durante as primeiras semanas depois do parto de seu bebê. Faça da união, criação de vínculos e do estar próxima de seu recém-nascido sua mais alta prioridade.

• Cuide de seu períneo e ânus, usando banhos de assento e compressas de ervas, para reduzir a inchação e o desconforto.

• Use todos os cinco sentidos para se conectar com seu bebê e criar um ambiente rico e acalentador para vocês dois.

CAPÍTULO 9

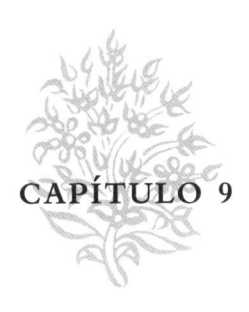

Os princípios da paternidade

Sábio é o pai que conhece o próprio filho.
— WILLIAM SHAKESPEARE

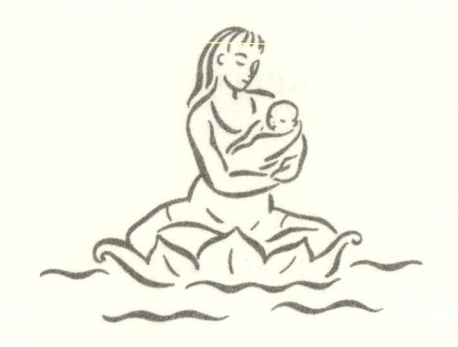

Com o nascimento de seu filho, a matéria de que você é feito passa para a próxima geração. De uma perspectiva puramente genética, sua vida é considerada bem-sucedida simplesmente por transmitir seu DNA, mas como um pai humano, você tem impulsos mais profundos de ser uma força ativa na criação de seu filho. Mais do que nunca, existe a necessidade e a oportunidade para os pais serem participantes essenciais na criação de crianças saudáveis e felizes.

Você pode ter tido ou não um bom modelo de pai dedicado durante a infância, mas como disse certa vez o falecido Dr. Benjamin Spock: "Quanto mais as pessoas estudaram diferentes métodos de criar filhos, mais chegaram à conclusão de que o que boas mães e bons pais instintivamente têm vontade de fazer por seus bebês acaba sendo o melhor." Em outras palavras, se você estiver sintonizado com sua voz interior, será um bom pai para seus filhos.

A partir do momento em que você toma conhecimento de que sua esposa está grávida, sua vida começa a se transformar. Quanto mais a atenção dela se volta para dentro, para o bebê em desenvolvimento, seu papel como a pessoa que dá sustento, apoio, amparo e carinho se expande. A rapidez das mudanças físicas, emocionais e espirituais pelas quais sua mulher passa durante a gravidez é de uma escala diferente da que quaisquer homens jamais vivenciarão em seus próprios corpos e mentes. Em certos momentos o percurso é inebriante; em outros momentos é assustador, mas fique tranquilo com a certeza de que desde o princípio da humanidade, a travessia dessa jornada que você fará nos próximos nove meses foi feita com sucesso por gerações de homens.

Ao longo dos próximos nove meses o foco de sua vida estará centrado em sua mulher e em seu bebê em desenvolvimento. A promessa de uma nova vida por nascer atrai o amor e a atenção das pessoas em sua vida. Sentimentos intensos são a norma, não a exceção tanto para você quanto para sua mulher durante esse período inicial, e você precisará estar pronto para altos e baixos enquanto vocês atravessam juntos as dificuldades dessa nova experiência. Vamos nos concentrar no que você pode fazer física, emocional e espiritualmente para manter seu equilíbrio enquanto seu mundo se modifica.

Cuidar do corpo

É quase tão importante para você cuidar de si mesmo quanto o é para a mãe de seu filho por nascer. Ser bem-sucedido como pai exige resistência física, e cuidar da própria saúde o capacitará a estar numa posição melhor para dar apoio à sua mulher e a seu bebê. Preste atenção nos aspectos mais simples e mais importantes:

- boa nutrição;
- prática regular de exercícios;
- administração e controle do estresse;
- dormir bem.

NUTRIÇÃO

Alimente seu corpo com refeições nutritivas. Uma nutrição bem balanceada não precisa ser complexa, mas você precisa ingerir ampla variedade de alimentos, para obter os nutrientes que o mantêm saudável e vigoroso. Seguir uma dieta rica nos seis sabores e sete cores, permite que você metabolize a inteligência promotora da saúde da natureza, transformando-a na química e fisiologia de seu corpo. Para você estar seguro de cobrir suas necessidades nutricionais, também recomendamos que tome um suplemento polivitamínico balanceado, pelos benefícios de longo prazo que trará para a sua saúde.

Se você não é um bom cozinheiro, este é um bom momento para aprender. Aprender a cozinhar aumentará seu sentido de autossuficiência e oferecerá mais uma oportunidade para você dar apoio a sua esposa e seu bebê. Selecione uns dois livros de culinária e experimente preparar algumas receitas saudáveis. Ser capaz de desempenhar múltiplas tarefas será bom para a família inteira.

EXERCÍCIO

Você precisa manter a boa forma física. Os benefícios da prática regular de exercícios se estendem a múltiplos níveis, desde a redução do estresse à melhora na qualidade do sono. Embora o tempo para praticar exercícios com frequência seja uma das primeiras coisas a ser excluída quando a vida se torna mais ocupada, recomendamos que você faça dele uma alta prioridade.

Existem três componentes principais para um programa equilibrado de exercícios: flexibilidade, treinamento de fortalecimento, e condicionamento cardiovascular. Cada uma dessas abordagens aumenta tanto o bem-estar físico quanto emocional. Muitos estudos comprovam o valor da prática de exercícios para baixar os níveis de ansiedade, aumentar a produção de antidepressivos naturais, reduzir a raiva e a irritabilidade. Além de você se sentir mais forte e ter melhor capacidade aeróbica, os benefícios estabilizadores do humor da prática de exercícios lhe prestarão bons serviços ao longo dos próximos nove meses.

Estabeleça seu regime para manter a boa forma física e não deixe de cumpri-lo. Se possível, faça alguma atividade física todos os dias. Um programa ideal seria fazer dez minutos de ioga ou de outro tipo de exercício de alongamento, seguido por exercícios de musculação para fortalecimento por vinte minutos três vezes por semana e condicionamento cardiovascular por vinte minutos três dias por semana. No sétimo dia, faça uma boa caminhada tranquila com sua mulher.

ADMINISTRAÇÃO E CONTROLE DO ESTRESSE

É natural sentir alguma ansiedade quando o bebê está a caminho. Sua vida está passando por mudanças sobre as quais você tem controle muito limitado. O aumento das responsabilidades financeiras devido à chegada de mais um membro na família pode naturalmente criar preocupação. Aprender a administrar seu estresse o ajudará a tomar as decisões mais bem-sucedidas para manter seu equilíbrio.

Dedique algum tempo a silenciar sua mente, fazendo meditação todos os dias. Pratique uma técnica de "mente alerta", aprenda um mantra, ou ouça fitas de meditação. Há mais de trinta anos, estudos têm demonstrado que pessoas que vivenciam um estado de consciência repousante regularmente através da meditação são emocional e fisicamente mais saudáveis. Lembre-se de que você contribui para o maior benefício de sua família quando vem de um lugar centrado e calmo dentro de si mesmo.

DORMIR BEM

Seu corpo precisa de sono para rejuvenescer. Se você não tiver o descanso de que necessita a cada noite, acumula fadiga, que prejudica sua capacidade de se manter centrado em meio às dificuldades. Estudos já provaram que o descanso inadequado resulta em baixa do sistema imunológico, limiar de dor reduzido, capacidade de concentração prejudicada, e menor capacidade de memorização e lembrança. De acordo com a aiurveda, o sono é a ama-seca da humanidade e um dos pilares da saúde.

Lançando mão de toda a sua capacidade, tente seguir uma rotina diária ideal que inclua acordar quando o sol se levanta, meditar de manhã, fazer meia hora de exercícios, tirar algum tempo ao meio-dia para almoçar nutritivamente, meditar uma segunda vez antes da refeição mais leve da noite, e tentar ir para a cama no máximo às 22:30. Se você estiver tendo dificuldade para adormecer porque tem coisas demais em sua mente, experimente seguir a seguinte rotina de sono:

• Tome um banho quente de banheira antes de se deitar, acrescentando algumas gotas de óleos calmantes de aromaterapia tais como lavanda, sândalo ou baunilha à água.

• Massageie-se lentamente com óleo enquanto estiver enchendo a banheira. (Veja a descrição da massagem no Capítulo 2, p. 54.)

• Depois de sua massagem, entre no banho de imersão, e fique na água quente entre dez e quinze minutos.

• Depois do banho, beba uma xícara de leite morno com noz-moscada e mel, ou um pouco de chá de camomila ou de raiz de valeriana.

• Escreva durante alguns minutos em seu diário antes de ir se deitar, "baixando" suas preocupações por escrito, de modo a não ficar ruminando a respeito delas quando fechar os olhos.

• Leia textos de literatura voltados para acalmar a mente por alguns minutos antes de se deitar, evitando romances dramáticos ou material que o angustie ou aflija.

• Evite ver televisão ou fazer trabalhos que ativem ou estimulem sua mente na cama.

• Uma vez na cama, feche os olhos e concentre a atenção no seu corpo. Onde quer que você perceba tensão, conscientemente relaxe aquela área, depois simplesmente observe sua respiração lenta e fácil até adormecer.

Se você estiver tranquilo, deitado quieto na cama observando sua respiração, sua atividade metabólica será quase tão baixa quanto se você estivesse em sono profundo. Mesmo se sua mente ainda estiver desperta, seu corpo estará recebendo o descanso de que precisa. Portanto, não se preocupe se não adormecer imediatamente e, ao não se preocupar, você rapidamente mergulhará num sono profundo.

Superando turbulências emocionais

Na qualidade de futuro pai, você precisa admitir que não pode compreender nem apreciar plenamente o que sua mulher ou parceira grávida está passando. O corpo dela está mudando continuamente, a cada dia, e os fluxos hormonais ocorrendo dentro dela podem contribuir para rápidas alterações emocionais e de humor. Acrescente a essas mudanças fisiológicas e bioquímicas as ansiedades naturais por causa da gravidez, do parto e de cuidar do bebê e você terá a receita para um colapso emocional ocasional. Mobilizar a compaixão por sua mulher é uma qualidade útil para as ocasiões em que, de vez em quando, ela não parecer estar em seu centro estável habitual. É importante que você não interprete demasiado pessoalmente as perturbações emocionais dela, mas que, em vez disso, procure oportunidades para dar-lhe apoio e equilíbrio.

Sua mulher quer e precisa de seu amor incondicional e de seu carinho e amparo, à medida que vivencia as turbulências físicas e emocionais da gravidez. Isso significa estar disposto a abrir mão de seu apego a ideias rígidas sobre o que você acredita que ela deveria pensar ou sentir com relação a seu mundo em mutação. Uma análise intelectual, de maneira geral, não será de muita ajuda para atravessar as dificuldades da turbulência emocional da gravidez. A gravidez é uma oportunidade de ser um verdadeiro guerreiro espiritual, cultivando a flexibilidade sem fraqueza, a paciência sem negligência e a aceitação sem resignação.

Quando sua mulher estiver aflita, lembre-se de que o sofrimento dela é resultado de uma necessidade que não está sendo atendida. Quer ela manifeste ou não sua necessidade de maneira plenamente consciente, veja se consegue avistar, para além da emoção, o pedido implícito. Por vezes você será capaz de atender às necessidades dela, em outras ocasiões não, mas quanto mais centrado você se mantiver, mais terá condições de ajudá-la a recuperar seu equilíbrio. Não se espera que ninguém seja perfeito – nem você nem sua parceira –, mas tente buscar soluções criativas para as dificuldades inevitáveis que surgirem.

Reveja os princípios de comunicação consciente descritos no Capítulo 6. Embora idealmente ambos os parceiros consistentemente diferenciem suas observações e sentimentos de seus julgamentos e interpretações, é fácil retomar um padrão anterior de considerar a outra pessoa responsável por seus sentimentos durante os períodos de turbulência emocional. Resista a se envolver em batalhas de ataque e defesa. Em vez disso, procure identificar o que foi exatamente que aconteceu, reconheça e admita os sentimentos deflagrados pela situação, descubra a necessidade que não foi satisfeita, e ofereça o comportamento que satisfará à necessidade.

Seu papel como esposo ou parceiro que dá apoio é maximizar a segurança, a proteção e a estabilidade na vida de sua mulher, tendo conhecimento de que é o bem de maior valor que você pode oferecer a seu filho por nascer. Antes de entrar em conflito e confrontação, considere o fato de que seu bebê por nascer está do lado que vai receber os sentimentos desagradáveis que forem gerados. Você não teria uma discussão violenta com seu bebê recém-nascido, de modo que dê o melhor de si para evitar ter uma alteração dessas com sua mulher.

Se, a despeito de seus melhores esforços, os estresses imediatos resultarem em um confronto emocionalmente carregado, tente dissipar os sentimentos fortes e solucionar o conflito tão rapidamente quanto possível. Quando você sentir que está ficando emocionalmente sobrecarregado e perdendo seu equilíbrio, pratique os sete passos para se liberar de sentimentos e emoções negativos para recuperar sua compostura. Vamos tomar por exemplo uma situação comum e ver como isso funcionaria.

No carro, a caminho de casa, depois de um dia de trabalho no escritório, você fica preso no tráfego na hora do rush e chega a casa vinte minutos depois do que havia planejado. Infelizmente, você se esqueceu de que sua mulher tinha uma aula de ioga para grávidas, à qual ela queria comparecer. Como você deveria estar em casa a tempo de cuidar de seu filho de três anos, ela está correndo o risco de perder a aula. Está irritada e descarrega em você, comentando que você é egoísta e irresponsável.

O confronto poderia facilmente tomar um bom ou mau rumo. Por um lado, não seria preciso muito para que você reagisse ao ataque dela ao descarregar suas frustrações nela por causa de seu dia estressante e o percurso difícil a caminho de casa. Contudo, uma reação reativa só resultará em mais mágoas em ambos os lados e possivelmente prolongar o período antes da reconciliação, uma abordagem que não é a melhor para você, sua mulher ou seu filho por nascer.

Como alternativa, recomendamos que você tente uma tática diferente. Em vez de mobilizar suas defesas psicológicas, reconheça que em resultado da discrepância entre a hora em que você deveria chegar e a hora em que você chegou, sua mulher foi obrigada a se confrontar com fortes sentimentos de frustração, desapontamento, irritação e ansiedade. Ela tem necessidade de comparecer à sua aula e a satisfação dessa necessidade está em risco. Em vez de reagir à reação dela, diga apenas: "Eu realmente lamento estar atrasado. Não levei em conta o tempo necessário de que precisaria para enfrentar o terrível engarrafamento de tráfego. Prometo que de agora em diante, quando você quiser ir à sua aula, eu sairei mais cedo, para poder chegar a casa na hora combinada. Por que você não sai agora mesmo para sua aula, e poderemos conversar melhor a respeito disso mais tarde?"

Tanto os sentimentos de aborrecimento de sua mulher quanto os seus são legítimos. Contudo, no momento atual da vida de sua mulher, é especialmente importante não se envolver em uma discussão veemente. Depois que ela estiver a caminho da aula, sente-se por alguns minutos e sintonize-se com as sensações em seu corpo. Permita-se sentir as emoções fortes que foram geradas e respire com elas. Veja se você consegue identificar seus sentimentos sem usar palavras que o ponham no papel de vítima. Então faça alguma coisa ativa para liberar a pressão que seus sentimentos estão criando dentro de seu corpo: ponha seu filho de três anos num carrinho de corrida e saia para fazer uma corrida de vinte minutos; ponha para tocar um rock e vigorosamente arrume a casa; mova seu corpo para liberar o impulso de fugir ou lutar.

Quando afinal sua esposa chegar a casa, você estará num estado de humor muito melhor para discutir o incidente, sem deixar que a questão saia de controle e descambe para uma discussão. Seu compromisso de minimizar a violência em sua vida é bom para você, para sua parceira e para seu bebê por nascer. Desenvolver estes padrões saudáveis lhe será muito útil, à medida que sua família crescer. O estilo de comunicação de seus filhos é moldado muito antes que eles sejam capazes de analisar intelectualmente como se relacionam com o mundo. Desde muito cedo, ajude-os a instituir princípios saudáveis que os ajudarão a satisfazer suas necessidades emocionais ao longo da vida.

Despertando seu espírito

De acordo com a aiurveda, os seres humanos têm quatro necessidades básicas na vida: *artha*, *kama*, *dharma*, e *moksha*. O fato de tornar-se pai oferece a motivação e a oportunidade para você satisfazer cada uma dessas necessidades.

Artha significa "coisas". As pessoas naturalmente aspiram a possuir coisas e encontram prazer em dispor de uma medida saudável de abundância material. Quando você tem filhos, é natural desejar uma casa confortável, um automóvel seguro, e recursos adequados para atender às necessidades de seus filhos. Por outro lado, se você despender toda sua energia na aquisição de riquezas, seus bens materiais podem aumentar, mas os outros componentes importantes de sua vida sofrerão. Gerencie seus recursos com responsabilidade, esforce-se para ter abundância, mas nunca permita que isso afaste você daqueles a quem ama. Ninguém, na hora da morte, lamenta o fato de não ter ido para o trabalho mais cedo ou de ter ficado até mais tarde no escritório.

Kama se refere ao amor em todas as suas manifestações, inclusive o amor sensual. Temos necessidade inerente de nos conectarmos intimamente com pessoas em nossas vidas. Relacionamentos ricos que nos amparam e nutrem são essenciais para vidas saudáveis e realizadas. Um tema básico deste livro tem sido encorajar você a fazer de relacionamentos que amparam e nutrem a mais alta prioridade em sua família. Se seus relacionamentos são amorosos, você poderá enfrentar todas as dificuldades em sua vida. Pratique o amor em sua vida e ensine seus filhos a amar. Essa é uma das mais importantes responsabilidades que você tem para maximizar o potencial deles de ter vidas felizes e bem-sucedidas.

Dharma significa viver de acordo com as leis da natureza. De acordo com a lei do *dharma*, as pessoas nascem com um conjunto singular de talentos que, quando desenvolvidos permitem-lhes fazer uma contribuição para sua comunidade ao mesmo tempo em que geram *artha*, ou a abundância material de que necessitam para viver confortavelmente. Um dos papéis mais importantes que os pais desempenham é ajudar os filhos a cultivar seus talentos especiais. Exponha seus filhos à mais ampla variedade de experiências possíveis e observe as oportunidades pelas quais eles são naturalmente atraídos ou nas quais se saem excepcionalmente bem. Se seu filho demonstra ter talento numa área, encoraje-o e dê-lhe apoio, em vez de impor sua ideia de como ele deveria viver a vida. Quando as pessoas estão em seu *dharma*, elas tendem a perder a noção do tempo. Uma consciência presente infinita é um dos melhores sinais de que uma pessoa está vivendo de acordo com o propósito de sua alma na vida.

Finalmente, *moksha* significa "liberação". De acordo com a aiurveda, a principal e derradeira meta da vida é liberar a alma através da transformação de seu ponto de referência interno de *ego* para *espírito*. *Moksha* subentende que seu sentido de identidade, de como você se representa para si mesmo como indivíduo se expande em círculos cada vez maiores, de modo que você se identifica cada vez menos com seu país, religião, origem étnica, ou ocupação, e se identifica cada vez mais como um ser senciente e espiritual. À proporção que você expande sua identidade de local para não local, sua capacidade de compaixão também se expande. Suas ações se tornam cada vez mais evolucionárias e se torna impossível fazer mal a outro ser humano. A sincronicidade e a realização espontânea de seus desejos se tornam lugar-comum, enquanto sua simples presença gera paz, harmonia, riso, e amor naqueles ao seu redor. Ensinar a seus filhos esses princípios espirituais é sua melhor oportunidade de criar um mundo que seja apropriado para que eles vivam nele.

Apoie e esteja ao lado de sua mulher

Embora na maioria das situações sejamos entusiásticos defensores de relacionamentos baseados na igualdade, durante a gravidez, a balança inquestionavelmente se inclina a favor das necessidades de sua mulher, comparadas às suas. A partir do momento em que você descobrir que ela está grávida até os meses depois do nascimento, recomendamos que você apoie e defenda sua mulher, mesmo quando isso significar protelar a gratificação de suas próprias necessidades. Existem vários acontecimentos marcantes durante a gravidez em que seu apoio é de importância crítica e sua presença deve ser sua mais alta prioridade. No mínimo, esses fatos incluem:

- a realização do teste de gravidez;
- as primeiras consultas ao médico ou pessoa responsável pelos cuidados com a saúde dela;
- todo e qualquer exame de ultrassonografia;
- qualquer visita da pessoa responsável pelos cuidados com a saúde dela, quando houver algum motivo para preocupação;
- todas as aulas de instrução para o parto;
- os procedimentos de quaisquer testes ou exames;
- qualquer visita ao médico ou pessoa responsável pelos cuidados com a saúde de sua mulher, em que os resultados de testes ou exames forem abordados;
- o parto.

Esteja intimamente envolvido na gravidez e nascimento de seu bebê. Sua participação em momentos significativos aprofundará os laços que o unem à sua mulher e a seu filho por nascer. Esses acontecimentos são importantes e passageiros; se você os perder, perderá a preciosa oportunidade de participar no desenvolvimento e nascimento de seu filho. Você nunca se arrependerá do tempo que dedicar a estar profundamente engajado neste maravilhoso processo.

As regras de etiqueta — o que você deve e o que não deve fazer

Pelo bem da paz e da harmonia em sua casa, oferecemos algumas sugestões que serão muito úteis para qualquer pai em potencial. Lembre-se de que sua esposa ou parceira está uma pessoa um tanto diferente do que era antes de engravidar. Agora existem duas pessoas vivendo no corpo dela, e suas reações a você podem ser diferentes do que foram no passado. As pessoas têm respostas diferentes quando submetidas a estresse, daquelas que costumam ter quando se sentem completamente seguras e despreocupadas. O estresse é comum durante épocas de mudanças rápidas, e existem poucos períodos na vida em que a mudança ocorre tão rapidamente como durante os nove meses da gravidez.

• Evite manifestar preocupações sobre as mudanças nas formas do corpo de sua mulher. Dizer alguma coisa semelhante a: "Você acha que deveria estar engordando tanto?" é pisar em terreno perigoso. Tenha confiança em que o corpo de sua mulher está passando pelas importantes mudanças de que precisa, de modo a poder sustentar seu filho por nascer. Com o tempo, depois que o bebê nascer, ela recuperará a forma de que você se lembra. Aprecie a voluptuosidade do corpo dela agora e aproveite quaisquer oportunidades para manifestar seu apreço e admiração pelo corpo bonito de mulher grávida que ela apresenta.

• Se sua mulher manifestar preocupações com relação à sua aparência, seja simpático e solidário, mas não demonstre que você esteve se preocupando com a mesma coisa. Se ela perguntar em voz alta se as marcas de estrias serão permanentes, simplesmente tranquilize-a, dizendo que vão desaparecer ou melhorar depois que o bebê nascer. Se ela manifestar ansiedade com relação a se sua barriga ou seios sofrerão mudanças permanentes por causa da gravidez, tranquilize-a, dizendo que o corpo dela vai recuperar a antiga forma com o tempo. Não diga: "Estive me perguntando a mesma coisa", se você quer preservar a paz em seu lar. Lembre-se, seu papel mais importante agora é ajudar a reduzir e não a aumentar as preocupações dela.

• Esteja preparado para flutuações no apetite sexual de sua mulher. Mulheres grávidas descobrem seu desejo sexual ora diminuindo, ora aumentando. Não é incomum que mulheres tenham pouco desejo sexual no primeiro trimestre, devido a uma combinação de fatores físicos e emocionais. Se sua esposa estiver lutando com as náuseas matutinas, você não deveria ficar surpreendido se o interesse dela por fazer amor com grande paixão deixar de ser uma prioridade.

Durante o segundo trimestre, as mulheres experimentam o retorno de um apetite sexual saudável. O ingurgitamento causado pelo aumento do volume de sangue nos órgãos sexuais de sua parceira aumenta a sensibilidade e o prazer dela. Essa é a oportunidade para fazer experiências com posições diferentes que não façam uma pressão desconfortável sobre o útero em expansão.

Quando afinal ela entrar no terceiro trimestre, o entusiasmo sexual de sua parceira provavelmente estará minguando. Carregar no ventre um bebê em crescimento é um trabalho cada vez mais duro e é difícil para ela sentir-se confortável em seu corpo. Sem sombra de dúvida, é possível desfrutar de sexo seguro e prazeroso nesse estágio; você simplesmente precisará ser mais sensível e criativo. Lembrem-se: mesmo se vocês não estiverem mantendo relações sexuais, ainda podem ser afetuosos e sensuais um com o outro. Siga as inclinações dela e tente não considerar a possível falta de paixão sexual por parte dela pessoalmente.

• Faça escolhas tendo em mente a possibilidade de que tudo possa não se desenrolar exatamente como planejado. Quando chegar a data de acompanhá-la para fazer um exame periódico pré-natal, planeje seu dia de maneira a ter tempo suficiente e a não chegar depois da hora devido a atrasos imprevistos. Dê um intervalo de tempo entre a hora marcada e seu próximo compromisso profissional de modo a não se sentir pressionado se a consulta demorar mais tempo do que o previsto. Não faça uma viagem de negócios para fora da cidade no período de um mês antes da data prevista para o parto. Faça tudo o que puder para evitar contribuir para a ansiedade dela. Dar conhecimento à sua mulher de que estar ao lado dela é sua mais alta prioridade evitará conflitos desnecessários.

• Identifique alguém com quem você possa se comunicar, para ocasiões em que estiver claro que é melhor que seus problemas e preocupações não sejam trazidos ao conhecimento de sua mulher. Seu pai, irmão, ou melhor amigo podem ser uma boa escolha. Crie seu próprio relacionamento pessoal com o médico ou a pessoa fazendo o acompanhamento da gravidez de sua esposa e faça a ele ou ela as perguntas que estiverem em sua mente. Obter respostas e receber a confirmação de que suas preocupações são normais e facilmente esclarecidas por um profissional, manterão você em seu estado de ser equilibrado, no qual você será de maior valor para sua parceira e seu bebê por nascer.

Primeiras impressões

Não existe alegria no mundo que se compare com o fato de ver seu filho pela primeira vez. Cada vez mais, os pais têm oportunidade de receber o bebê quando ele emerge da passagem pélvica pelo orifício vaginal e entra no mundo. Depois de entregá-lo para sua mulher, também é possível que lhe seja dada a oportunidade de cortar o cordão umbilical. Se estiver fotografando o trabalho de parto e o nascimento, peça a uma outra pessoa para se encarregar da câmera durante os momentos finais do parto, de modo que você possa estar plenamente presente quando seu filho vier ao mundo. A vida pode ser difícil, mas segurar no colo seu bebê recém-nascido logo no primeiro instante em que a vida dele começa faz com que tudo valha a pena nesse momento sagrado.

De maneira geral, existe um período depois do nascimento – durante o qual a placenta é expelida pelo canal genital ou em que lacerações precisam ser suturadas – que você pode aproveitar para vivenciar os sentimentos que o unem a seu filho recém-nascido. A criança, quase sempre, está em um estado de alerta tranquilo em que será muito receptiva. Fale com seu filho, cante para ele; diga-lhe que ele é bem-vindo em sua família e em seu coração. Isto é o princípio de um caso de amor para uma vida inteira. Você é o pai de seu bebê. Esse é um dos papéis mais importantes e potencialmente mais gratificantes que você jamais desempenhará. Saboreie-o desde o princípio mágico.

Vivifique por meio de sua atenção

PARA O PAI

- Cuide do próprio corpo, mente e espírito, de modo que possa estar mais disponível para sua mulher e filho.
- Entenda as inevitáveis mudanças emocionais e físicas pelas quais sua parceira está passando durante a gravidez. Busque oportunidades para dar seu apoio.
- Identifique seus próprios sistemas de apoio, pessoas com quem possa contar quando estiver se sentindo esgotado ou sobrecarregado.

PARA A MÃE

- Ponha as mãos sobre a barriga algumas vezes ao longo do dia e envie pensamentos amorosos a seu bebê por nascer.

- Escreva todos os dias em seu diário sobre suas experiências.
- Logo no início da gravidez, plante uma árvore ou arbusto florido, para simbolizar o crescimento de seu bebê em seu ventre. Depois que a criança nascer, vocês poderão cuidar da planta juntas.
- Leia histórias encantadoras e poesia sensível em voz alta para seu bebê e ouça músicas bonitas e relaxantes todos os dias.
- Faça uma massagem de óleo diariamente em si mesma antes do banho.
- Difunda um aroma enquanto estiver ouvindo música, tomando um banho de imersão na banheira ou meditando, para criar a associação entre a fragrância e o estado de consciência relaxado.
- Certifique-se de incluir todos os seis sabores disponíveis em suas refeições ao longo do dia.
- Escolha fazer refeições ricas em cores, aroma e textura.
- Esteja atenta enquanto fizer suas refeições. Faça pelo menos uma refeição por semana em silêncio, dedicando-lhe sua plena consciência.
- Pratique meditação por vinte ou trinta minutos duas vezes por dia.
- Preste atenção aos sinais de estresse que perceber ao longo do dia e aplique comportamentos de redução de estresse para minimizar os efeitos prejudiciais do estresse sobre você e seu bebê por nascer.
- Pratique posturas de ioga com consciência e regularmente, tratando seu corpo com gentileza e respeito.
- Aproveite sua gravidez como uma oportunidade para experimentar abordagens mais naturais de tratamento e cura para pequenos problemas comuns de saúde.
- Sempre que surgirem sintomas de desconforto, faça uma lista mental e verifique os itens, para se certificar de que esteja dedicando o tempo necessário para relaxar, comer apropriadamente, beber bastante líquidos e se exercitar regularmente.

- Crie e cultive o hábito de manter uma linha de comunicação sempre aberta com seu médico ou a pessoa responsável pelos cuidados com sua saúde e tenha um limite baixo de tolerância para consultá-lo sobre qualquer problema físico ou emocional que possa se apresentar.
- Assuma o compromisso de aperfeiçoar sua capacidade de comunicação consciente. Quando estiver se sentindo infeliz ou desapontada, identifique do que você realmente precisa e peça o comportamento que vá satisfazer sua necessidade.
- Pratique os sete passos para a liberação emocional quando estiver passando por momentos de turbulência emocional. Observe como o processo pode ser fortalecedor e dinamizador quando você assume a responsabilidade por seus sentimentos.
- Sempre que você estiver encontrando dificuldade para se comunicar com seu parceiro, crie uma oportunidade para praticar o ouvir consciente.
- Conheça bem os estágios e fases do trabalho de parto e nascimento. O bom conhecimento desse mapa aumentará a probabilidade de que você chegue aonde quer ir.
- Pratique seus exercícios respiratórios de modo que possa lançar mão de uma ampla variedade de técnicas durante o trabalho de parto.
- Explore com seu parceiro de parto as várias técnicas de massagem, pressão, e de respiração de modo que você possa sentir-se mais confiante de que ele estará ao seu lado quando precisar da assistência dele.
- Assuma o compromisso de descansar e ir bem devagar durante as primeiras semanas depois do parto de seu bebê. Faça da criação de vínculos e de estar próxima de seu recém-nascido sua mais alta prioridade.
- Cuide de seu períneo e ânus, usando banhos de assento e compressas de ervas para reduzir a inchação e o desconforto.
- Use todos os cinco sentidos para se conectar com seu bebê e criar um ambiente rico e acalentador para vocês dois.

CONCLUSÃO

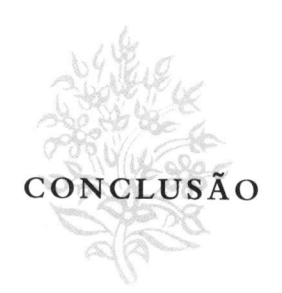

Como curar o mundo com uma criança de cada vez

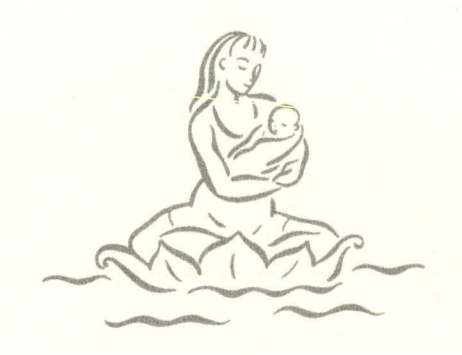

Neste livro nós lhe ensinamos maneiras muito práticas de conscientemente nutrir a força vital em seu corpo desde o momento da concepção. Esperamos que você utilize essas abordagens de modo que sua nova família seja uma luz guia de paz, harmonia e amor, que inspire outros em sua comunidade a seguir seu exemplo.

Para nós, existe um significado e um propósito mais profundo para ter escrito este livro. Passamos décadas de nossas vidas a estudar as antiquíssimas tradições de saber do mundo. Fomos mais influenciados pela magnífica tradição de cura da aiurveda, que afirma que um ser humano corporifica a mais criativa manifestação do universo em evolução. Somos os instrumentos através dos quais o universo escolheu ter consciência de si próprio. Com o nascimento de cada criança, o universo escolhe olhar para si mesmo com novos olhos. Embora você possa acreditar que olha para o mundo através de seu aparelho sensorial, a realidade mais profunda é que você é um afloramento da inteligência universal olhando para si própria através de seus sentidos. Os tratados védicos Upanishad declaram, *"Yatha pinde, tatha brahmande"*, que traduzidos significam:

> *Tal como é o átomo, assim é o universo.*
> *Tal como é o microcosmo, assim é o macrocosmo.*
> *Tal como é o corpo humano, assim é o corpo cósmico.*
> *Tal como é a mente humana, assim é a mente cósmica.*

Estamos todos em um período crítico neste momento no tempo evolucionário. O instinto predatório sobrevive em nós e frequentemente domina. Ao mesmo tempo, nossos profundos impulsos criativos nos impelem a participar na interação harmoniosa de elementos e forças no cosmos, inspirando-nos a dar o próximo passo evolucionário. A escolha é nossa. Como predadores podemos devastar o planeta, causando a extinção de outras espécies na teia da vida, acabando por correr o risco de nossa própria extinção. Como criadores, podemos participar na próxima manifestação evolucionária da inteligência cósmica.

O mundo que vemos "lá fora" é nossa criação. Se temos guerras, é porque concordamos em usar a violência como meio de acertar nossos desentendimentos. A devastação ecológica, o crime, as desigualdades econômicas, a crueldade com animais, e a violência em todas as suas formas são consequências de escolhas humanas. As sementes desses impulsos destrutivos residem dentro de cada um de nós, materializando-se em manifestações coletivas que acabam por ser encenadas local e globalmente como atos de terror, tirania e poluição ambiental.

Mas não devemos esquecer que mesmo o pior terrorista, tirano ou poluidor ambiental um dia foi criança. Cada criança chega como um presente do universo. A sabedoria tradicional do Vedanta afirma que a morte e o nascimento são atos criativos interligados da alma. Quando o corpo físico chega ao ponto em que não pode mais manifestar criativamente a sabedoria inata da alma, a alma entra em incubação no domínio não localizado, além das dimensões de espaço e tempo. Depois de um período de incubação, a alma dá um salto criativo quântico, escolhendo nascer de novo e manifestar seus potenciais latentes, desenvolvidos ao longo de milênios de experiência.

Tudo que é necessário para que uma nova alma floresça é o amor. Alimentada pelo amor que nutre, a alma encontra sua próxima expressão criativa. Mas se esse amor que nutre é negado, um desequilíbrio entre as forças da criatividade e da inércia resulta em indivíduos feridos e em um planeta ferido. Nós esperamos que, ao abraçar os princípios expostos no presente livro vocês assumam o profundo compromisso de restaurar o equilíbrio em suas próprias vidas, ao mesmo tempo em que criam uma atmosfera rica em amor, apoio e amparo para seus filhos e sua família.

Também esperamos que vocês reconheçam a profunda ligação que existe entre suas famílias, a família humana e o planeta como um todo. O futuro de nosso planeta depende de quem nossos filhos irão se tornar quando adultos, e é nossa responsabilidade ensinar e dividir com eles a consciência da divina inteligência que é a fonte e a mantenedora de toda a vida. Em *O profeta,* Kalil Gibran diz:

Seus filhos não são seus filhos.
Eles são as filhas e filhos do anseio da Vida por si mesma...

As almas de nossas crianças são o potencial do mundo de amanhã. Nossa terra não é apenas uma anomalia caprichosa no vasto mar do espaço, mas a manifestação cósmica de inteligência divina. Através de saltos de imaginação, ela continuará a se expressar sob a forma de novas realidades. Nossa tarefa como pais não é interferir nesse processo criativo, e sim nos alinharmos com ele ao nutrir nossos filhos em corpo, mente e espírito. O grande poeta indiano Tagore certa vez disse: "Toda criança que nasce é prova de que Deus ainda não desistiu dos seres humanos." Nós pedimos que vocês se juntem a nós e a Deus para ajudar a criar um mundo de paz, harmonia, riso, e amor, digno de nossos filhos tão amados.

Glossário de termos

abrandamento – Sensação de distensão abdominal diminuída durante as últimas semanas da gravidez, após a descida do bebê para dentro do estreito pélvico.

apresentação de nádegas – Quando o bebê está posicionado apresentando primeiro os pés, os joelhos ou apenas as nádegas no estreito superior da pelve materna na hora do parto.

aromaterapia – Utilização dos aromas de flores e plantas por seus efeitos sobre a fisiologia.

bule neti – Uma pequena chaleira de cerâmica cheia de água quente salgada, usada para drenar o excesso de muco dos seios das faces.

cateter – Tubo usado para injetar ou evacuar líquidos como, por exemplo, um cateter urinário ou um cateter epidural.

cérvice – A parte inferior do colo uterino em forma de pescoço que se estende até a abertura vaginal.

cólica – Dores espasmódicas no abdome causadas por gases nos intestinos.

colostro – O primeiro leite secretado pelas mamas depois do parto.

consciência – A continuidade da percepção de fatos físicos ou de conceitos mentais, que é subjacente à mente e ao corpo.

consciência de respiração – A prática de direcionar conscientemente a respiração.

contração – O encurtamento ou o aumento da tensão do tecido de um músculo.

cordão umbilical – O cordão que une o bebê à placenta.

coroação – Fase do nascimento em que a cabeça do bebê ultrapassou a saída pélvica e aparece na abertura da vagina.

bolsa de acessórios para o parto – Seleção de coisas reunidas para tornar mais confortável o ambiente onde se fará o parto.

desejo de fazer o ninho – Um súbito ímpeto de energia ou de desejo de se preparar para a chegada do bebê, que pode ocorrer no início do trabalho de parto.

dilatação – Aumento e abertura do colo uterino durante o trabalho de parto.

desproporção cefalopélvica (DCP) – Uma desproporção relativa do tamanho da cabeça fetal com relação à pelve materna, ou seja, o bebê é muito grande para passar pelo canal cervical.

effacement (adelgaçamento) – O amolecimento e adelgaçamento do colo uterino.

epidural – Anestesia local administrada no espaço de tecido gorduroso entre os ossos de sua coluna (vértebras) a dura-máter da medula espinhal que contém a medula espinhal e nervos.

episotomia – Incisão cirúrgica na parte posterior da abertura vaginal para alargar o canal vaginal.

escore Apgar – Avaliação do estado físico do bebê realizada um minuto e cinco minutos depois do nascimento.

extração a vácuo – Utilização de um instrumento que se prende por sucção à cabeça do bebê, para ajudar sua passagem através do canal uterino.

fontanelas – As áreas moles, membranosas nos ângulos do crânio de um lactente que mais tarde se fundirão.

força vital – Energia biológica que sustenta as funções fisiológicas do corpo.

fórceps – Dois instrumentos em formato de colher que são aplicados nas laterais da cabeça do bebê para auxiliar o processo do parto.

ghee – Tipo de manteiga líquida purificada.

gotejamento IV – Introdução lenta mas contínua de soluções intravenosas, uma gota de cada vez, dadas à mulheres grávidas para prevenir desidratação.

herpes simples – Doença infecciosa causada pelo vírus do herpes.

Insuficiência ou carência de progresso – Estado no qual as contrações são inadequadas para mover o bebê para o parto.

laços de união, vinculação visceral – Ligação natural que se desenvolve entre pais e filho.
líquido amniótico – O líquido dentro do saco amniótico que circunda o bebê no útero.
lóquios – Secreção vaginal de sangue, muco e detritos teciduais após o parto.
mandala – Diagrama visual que traz a atenção para o interior.
massagem perineal – Lubrificar e flexibilizar os tecidos vaginais antes do parto para aumentar sua elasticidade.
massagem uterina – Massagem delicada feita na parte inferior do abdome da mulher após o parto.
medidas de conforto – As medidas tomadas durante o trabalho de parto para maximizar o conforto.
"mente atenta", meditação – A prática de observar o fluxo da respiração, que facilita a quietude e o silenciar da mente.
narcótico – Droga que alivia a dor ao estimular os receptores de opiáceos do cérebro.
paradigma – Modelo ou exemplo; uma forma de ver e considerar alguma coisa.
parto natural – Parto de um bebê sem uso de medicamentos ou outras intervenções médicas.
períneo – Área entre as coxas que fica ao redor da vagina e do reto.
Pitocina – Um hormônio sintetizado dado por via intravenosa para induzir ou acelerar o trabalho de parto.
placenta – Órgão esponjoso e rico em sangue que fica implantado à parede interna do útero, e pela qual o bebê é nutrido.
placentárias, anormalidades – Estado em que a placenta não está apropriadamente posicionada ou em risco de se separar prematuramente.
prolapso – A saída de lugar ou a queda de um órgão interno.
reflexo de força expulsiva – Reação à pressão do bebê sobre o colo do útero, que começa com a dilatação completa e causa a necessidade espontânea de empurrar para expelir o bebê.
ritmo de tempo de contrações – Intervalo de tempo entre o começo de uma contração e o começo da seguinte.
ritual de boas-vindas – Ato amoroso realizado pelos pais imediatamente depois do nascimento do filho, para prestar homenagem à chegada dele ou dela ao mundo.

ruptura de membranas – Ruptura da "bolsa de águas" ou saco amniótico que circunda o feto.

secção ou corte cesariano – Procedimento cirúrgico para a extração do bebê por meio de incisão na parede abdominal e do útero.

sinal de Braxton Hicks – Contrações uterinas irregulares e não progressivas, semelhantes a cólicas menstruais que ocorrem após o terceiro mês de gravidez.

sinal de trabalho de parto iminente – Emissão vaginal de uma pequena quantidade de muco tingido de sangue que representa a extrusão do "tampão mucoso" que preenchia o canal cervical durante a gravidez e indica que o trabalho de parto é iminente.

sofrimento fetal – Aumento ou redução da frequência cardíaca fetal que indique que o bebê não está recebendo oxigênio em quantidade suficiente.

técnicas de respiração – *Respiração purificante, respiração ritmada, respiração hee e respiração soprada.*

tonificadores das paredes pélvicas – Exercícios para dar tônus e fortalecer os músculos das paredes pélvicas; também chamados de exercícios Kegel.

trabalho de parto – Processo de expulsão de um feto e placenta do útero.

trabalho de parto, estágio I – Período de tempo começando com o início das contrações até a dilatação completa do colo uterino.

trabalho de parto, estágio II – Período de tempo de forças expulsivas que começa com a dilatação completa do colo uterino e termina com a expulsão do bebê.

trabalho de parto, estágio III – Período de tempo que começa após a expulsão do concepto (nascimento do bebê) e termina com a expulsão completa da placenta e das membranas.

transição – Estágio do trabalho de parto em que o colo do útero está quase totalmente dilatado e as contrações são intensas e ocorrem muito próximas umas das outras.

trimestre – Período de três meses durante uma gravidez.

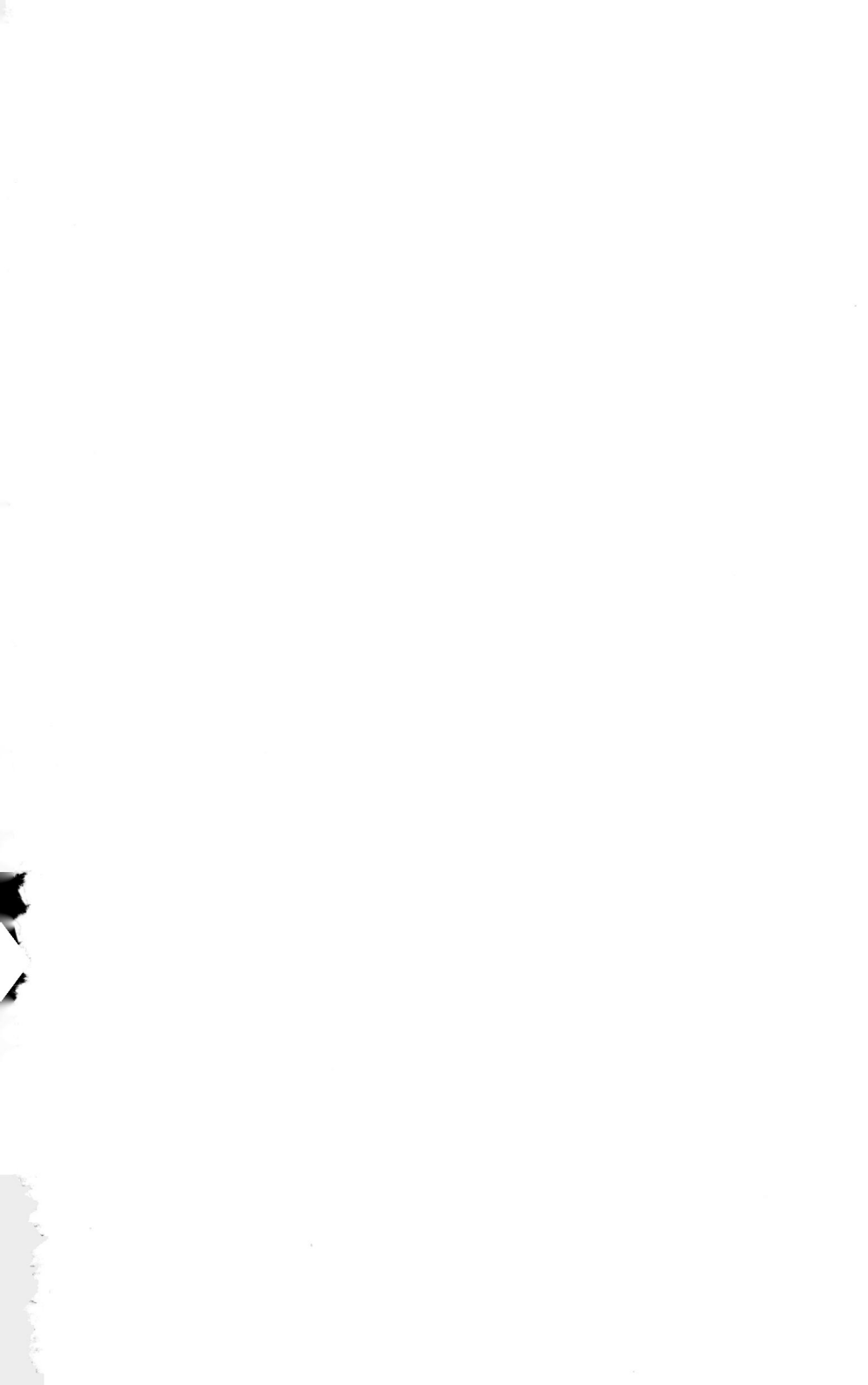

Impressão e Acabamento:
EDITORA JPA LTDA.